桑氏正骨 心法

主编◎陈代斌　周雪峰　桑晓燕

主审◎桑良燕　谭工　桑良党

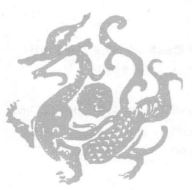

中国健康传媒集团

中国医药科技出版社

内 容 提 要

开州善字山桑氏正骨术是明末清初"湖广填四川"时，由湖北桑氏移居四川开邑时创立的特色骨伤术，是长江三峡地区影响深远的家传中医之一。本书分上中下三篇，上篇主要列述桑氏世代传承的骨伤手法和相关禁忌。中篇重点介绍桑氏正骨不同部位不同治疗方法，列有头部、肩部、臂部、指掌部、膝部等。下篇选介桑氏自清咸丰年间至 20 世纪 60 年代典型案例 27 则。全书有论、有法、有方，不失为中医骨外科临床、教学、科研工作者不可多得的地方性医学读物。

图书在版编目（CIP）数据

桑氏正骨心法 / 陈代斌，周雪峰，桑晓燕主编 . —北京：中国医药科技出版社，2023.11

ISBN 978-7-5214-4146-8

Ⅰ . ①桑…　Ⅱ . ①陈…②周…③桑…　Ⅲ . ①正骨疗法

Ⅳ . ① R274.2

中国国家版本馆 CIP 数据核字（2023）第 173449 号

美术编辑　陈君杞
版式设计　也　在

出版　**中国健康传媒集团** | **中国医药科技出版社**
地址　北京市海淀区文慧园北路甲 22 号
邮编　100082
电话　发行：010-62227427　邮购：010-62236938
网址　www.cmstp.com
规格　880×1230mm $\frac{1}{32}$
印张　8 $\frac{5}{8}$
字数　194 千字
版次　2023 年 11 月第 1 版
印次　2023 年 11 月第 1 次印刷
印刷　北京侨友印刷有限公司
经销　全国各地新华书店
书号　ISBN 978-7-5214-4146-8
定价　**48.00 元**

获取新书信息、投稿、为图书纠错，请扫码联系我们。

《桑氏正骨心法》
编委会

前　言

术传十余代　名播川渝鄂

长江三峡地区中医正骨术在川、陕、鄂一带颇具影响力，特别是万县的万氏家族、开县的桑氏家族及巫溪县的周氏家族以及长阳郑耀庭、何天成、秦世炯等骨科三家皆口碑非凡，妇孺皆知。然而，三峡地区中医正骨术究竟起源于何时？是术之开山祖师为谁？对于这些问题少有记述，纵有零星痕迹，亦多语焉不详。随着"三峡地区中医文化发掘与中医学术经验整理"课题研究工作的不断深入，笔者曾多次深入长江三峡地区的相关区县开展实地调查走访，发现开县善字山桑氏骨科堪称三峡地区中医正骨术的开山鼻祖。

一、桑氏正骨术溯源

据 1985 年 12 月内部油印资料《开县卫生志》载："今考其桑氏正骨之源流，远在清初之际，桑氏先祖安宁公居湖北时，尊刘素道长为师，学成是术……"笔者在查访过程中，从桑氏健在的第七、第八代传人口中得知，桑氏正骨术的传承最初是遵循"传内不传外，传女不传男"。但时至今日，其传承已不少于十代，且传人男女皆有，而安宁公亦并非是桑氏正骨术第一人，其始祖当是桑孝知。孝知在湖广时从长沙府湘潭县金灵刘法斌、冉法灵等大法师处学得是术，后将是术传其子桑立三（安宁公）。桑安宁公生于清雍正八年（1730），1748 年随

1

父举家入川移居开邑（开县）善字山，自此，便以家传正骨术济世活人，声名远播。

二、桑氏正骨学术特点

桑氏正骨术经多代传人悉心总结，有相应书稿传世。据记载，第二代传人桑立三著有《正骨法门》（即后世所称《正骨心法》第一稿），惜是书在清嘉庆年间惨遭焚毁，全凭传人心记口传，世代相授。至第四世时，桑氏得意传人桑国吉（号紫卿）著有《接骨纪略规条》（即《正骨心法》第二稿），清同治丙寅年（1866）万邑（万县）儒学范泰衡见过此书稿，并曾为之作序。国吉得其母传，著手成春，终年施丹药不吝。万州书院陈缉庵曾赠诗云："世泽历年均远被，生民愁痛一肩担。"五世传人桑天堎（字赞元，号保丞）在清同治甲子年（1864）遵从父紫卿公命，续撰《正骨心法》第三稿（亦即流传至今的《正骨心法》原始依据，世称家传秘诀），1894年拟付梓未遂，而被历代门徒竞相传抄。传抄本所记载的桑氏家族医治骨伤病的技术极为精妙独特，集中体现在手法与药物相结合、外敷与内服相结合两方面，传抄本还总结出"十法""三步骤"的伤科治疗要诀。十法即"按、摩、擦、揉、端、搓、提、抖、捏、拿"；三步骤即"屈伸关节，松弛肌肉，消除痉挛，减轻疼痛；行气活血，舒筋活络，通利关节；整复对位脱臼关节，吻合骨折断端，敷药固定"。书中还指出，正骨施术，当循序渐进，手法灵巧，用药得宜，内外同治，标本兼治，切不可疏忽大意。在药物选择方面，桑氏祖传有玉竹强筋汤、加味益气汤等方。玉竹强筋汤又名"固榫汤"，药用玉竹、白术、白茯苓、当归、黄芪、天麻、巴戟天、骨碎补、桂枝尖、炙甘草、糯米。加味益气汤，药用蜜黄芪、蜜党参、焦贡术、当归、酒竹柴、酒升麻、骨碎补、毛化红、炙甘草、煨姜、大枣。所有药方多经历代传承运用，且在五世之前视为秘不外传之神剂。

三、桑氏正骨代不乏人

桑氏正骨术的传承，可分"内传"和"外传"两种形式。而内传又坚持两种原则，一是传内不传外，二是传女不传男。

"传内不传外"，是指本族嫡传，此种传承方式主要表现在第五世之前，据可征线索资料排序，族内相传至少可明确列出九至十代人：祖师为桑孝知，第二代桑立三，第三代桑家和（字护国，号鹿峰）及夫人张氏，第四代以桑紫卿、桑天冬为代表，第五代以桑天埴为代表，第六代除天埴三子（桑祚全、桑祚隆、桑祚觐）外尚有天埴堂侄桑祚沛、桑祚烈（世称薛堂）、桑祚庞、桑祚映等，第七代有桑海槎、桑贤美、桑贤菊、桑贤楣、桑贤蓉及祚隆之媳邓文梁等，第八代有桑良燕、桑开泉及夫人蒋氏等，第九代以桑小燕为代表。桑氏正骨术的外传是从第五代以桑天埴开始的。天埴一改祖上传内不传外的传承方式，将祖传正骨术在外姓人中广为传播。据抄本载，天埴在光绪三十三年（1907时年74岁）时，将其几十年所传之门人——列目志之，其中文生有文之品、王佐才、文筠、罗仲霖、袁启樑、文化工、文化琛、李芳本、程本荣、黄廷楷、万镒珪，武生有万鹏程、文辅臣、易秉厚、文之荣、万殿魁等，除此之外，还有万邑的万庆之、易坤山及新宁（达州开江）的陈代哲等。从此桑氏正骨术便在族内族外代代相传，其门徒遍及当时的开邑、云邑、万邑及川北的达州和湖北的宜昌、东湖等省市县，为后来川东骨科（特别是三峡中心医院中医骨伤科及万州区骨科医院）的形成和发展起到了很好的奠基作用。"传女不传男"，从传承情况看，当为"传媳不传婿"。据相关传说及有限文字资料记载，其传女不传男以第三世为代表。桑氏第三世传人桑家和及其夫人张氏法高对桑氏正骨术的传承发挥了承上启下作用，特别是张氏被后世称之为正骨水法术之水师祖婆（又称水师老娘），她去世后葬于开县善字山生机湾，人们为纪念她，至今仍拜谒不断。其后，桑氏正骨术传人中女性便不乏其人，诸如桑贤美、桑贤菊、桑贤楣、桑贤蓉等，她们分别在开邑、云邑、万邑等县区行医多年，因术精活人众多，被人们广为传颂。

四、桑氏正骨治案真切

桑氏正骨临床之案例至今可查者当是自五世桑天埴。笔者从民国时期和中华人民共和国成立初期传抄本之《正骨心法》中发现，天埴在清咸丰至光绪年间记录有骨伤医案8则、外科瘰疬医案5则。除此之外，本辑中还收录了第六代传人桑祚隆、第七代传人邓文梁及第八代传人邓梦彬、桑良燕等传人医案十余则。如咸丰十一年（1861）腊月初一，万邑红岩坪杨六爷之妻谢氏母女俩在去亲戚家的途中，不慎坠于岩下摔伤股骨，初延柱头山熊某父子医治数月，疼痛虽有所减轻，但伤损部复位较差，后延天埴重新复位疗治获愈。同治九年（1870），开邑铁市覃某在不到二月的时间内肩关节脱位四次，延天埴治，埴在行手法复位后投祖传玉竹强筋汤煎服取效。又同治十二年（1873）八月初旬，云邑白岩山陈某之孙年方十三四岁，不慎将手胫骨跌坏，陈某善内科，当时自用药包敷患处，结果愈包愈肿，以至伤处腐烂臭秽不堪，于八月十一日求埴治。埴见此症颇感棘手，沉思片刻，觉得此坏症不用洗药腐臭不能除，便新拟一法，以药水泡病手，至一天半两夜时，其手掌肿势已消去一半，腐臭减去大半。继泡数日，腐臭除，渐转新生皮肉。

后患儿祖父携厚礼专程到埴家致谢，此时患儿祖父陈回春年已七旬，当下礼拜，恳求埴指示一二，埴云："其肿因错榫而起，非毒肿也。榫错者，接逗还原，不药肿自消。榫错者，未曾接逗如旧，强用敷药消肿则是弄巧成拙，焉有不变坏症哉？"从上述几则临证实案可以看出，桑氏天埴临证经验之丰富，技法之娴熟，实为后世景仰。笔者近日在一民间医生处又有幸见到有关桑氏正骨术传承之手抄资料，从中发现继天埴之后的临床案例数则。一为桑祚隆（系天埴之次子，第六世传人）治下颌关节脱位案。

民国十一年腊月初旬，祚隆在江里保山蒋成绮家医一外科疔疮时，有余姓向年来诉："三子于八月中旬因校中炎热，在睡觉时将下巴搁置于床沿，待其醒来，便觉有口不能开，如是者三个月不知其情，以为毒则不红不肿，以为病则医药枉效，祈祷无灵，绵延数月，病情如故。"祚隆往治，见患者下巴向左歪斜，口不能开，面色发白，已知其子气血虚弱，骨节疏松。祚隆即命带侍三子捉住牙腔，左右横摇数十下，又亲自接摇数十下，乘骨缝松时连摇带挪，一鼓而出，下巴即正，口即开。因而有俚语曰："榫骨还旧如寻常，对角布帕要提防。两则搭上系头顶，语言三日忌勿忘。"

又民国二十三年三月二十日，祚隆之婿邓文梁（系桑氏骨科第七世传人）治一梁邑（即今梁平县）头颅损伤案。患者张大桐，因赴万邑后山乡田某亲戚家代为放牛，不幸被牛角击伤脑侧，致头痛剧，肿如斗。文梁见其脑骨未破损，当即拟：三七、当归、赤芍、赤茯苓、苏木、桃仁、厚朴、香附、木香、枳壳、伏毛等适量，甜酒、红糖、橘红为引，煎服3剂而愈。

总之，桑氏正骨术已有近300年的历史，自乾隆时期入川至今亦有270余年，其术流传之广，门徒众多，影响深远。几年前，受桑氏第八代传人良燕老先生和第九代晓燕同好请托，有幸承担桑氏正骨术资料再次搜集整理之重任。专辑初稿已成，聊作数语于篇首，以利读者了解此专辑之大概。

陈代斌

辛丑岁于天星路366号

整理说明

　　长江三峡地区中医正骨术资源极为丰富，且都是世代家传、享誉一方的看家绝活，渝东开州善字山桑氏骨伤便是其中之一。开州桑氏正骨术在川渝鄂民间绵延近300年，活态传承十余代。受桑氏第八代传人良燕老先生及第九代晓燕同好之委托，重庆三峡医药高等专科学校中医药文化创新研究团队承担了桑氏正骨术相关资料的搜集整理及推广任务。受人之托，使命在肩，不敢懈怠。

　　书名启用　依照桑氏正骨术第二代传人立三公最初所著第一稿和健在传人一致意愿，决定以《正骨心法》为据再加冠"桑氏"二字，定名为《桑氏正骨心法》。

　　素材来源　桑氏正骨资料多系民间世代相传抄本，本专辑主要是以第五代传人桑赞元所著和第六代传人桑祚隆，第七代传人邓文梁，第八代传人桑良燕、邓梦彬续著资料为底本，参考民国及20世纪50年代传抄本予以互鉴整理而成。

　　整理技法　因所见资料存在两种缺陷，一是不系统，尽管按传习年代设为四卷本，但资料前后承接不连贯。二是纸质载体资料方言土语甚是突出，无法将资料原汁原味呈现。为方便读者阅读和对资料的有效利用，我们在整理时对原资料作了一些必要的处理。一是将原四卷本调整为上、中、下三篇，上篇为总论，中篇为各论，下篇为医案，另设附篇。二是在最大

1

限度保留原资料行文风格基础上，为方便阅读，在原文节点部分加配注文，并出示【注】字样，以示与原资料有所区别。对原资料中存在的明显错别处作了必要的径直更改纠错，不加脚注。

序一

余应万州张明府修志之聘，同事则万州院长（书院校长）缉庵陈君也。暇时余言，开县桑君接骨术神，自护国先生（桑家和）迄紫卿（桑国吉）培之（天埴号保承），历五世矣！新（开江古称新宁）开、梁、万各州县求医者踵门无虚日，桑君愈不受谢，并药饵饮食之。数十年来全活以数万计。予尝书联赠紫卿："有德积百年，元气后语良"非溢美。唯念叩求之众，费用之多，男女内外，往来接应之繁，窃代忧焉！忧其日久不支，渐至废驰。而远近灾黎之臻，而待命者将无所靠也。缉庵与紫卿季弟（桑国有）世交，爰请往劝滨南（桑国有）置公业以垂久远。丙寅花朝（二月十二日为百花生日）滨南邮寄《接骨纪略规条》（此规条应是紫卿所著）乃知尊翁以亲病求医，曾得异传。夫以护国公不忘其亲，因得济人之术。滨南昆季叔侄不忘其亲，又协筹所以永远济人之方，桑氏之兴其庸可量乎哉！第虽有舍业，仍苦支绌，望扩而大之，取原数倍蓰加焉。庶几广先人之德，培燕翼之基，异日子孙发名成业，必有所以宏济世之模，衍祖泽于无穷者。是月余将北上，匆匆草数语以遗桑君叔侄，更望缉庵之玉成其事也。

前任万县儒学（万州书院之教官）范泰恒书
同治丙寅年（1866）二月二十七日

注：括号内由桑良燕注，下同。

序二

读圣贤书，所学何事，未赏不以世道为心。昔范文正公少时常云："吾不能为良相，必为良医。"谓医可以救人，庶有济于世耳！然救人以医，犹莫若著为书，行世远，传世久也。广览医书，内科夥矣！外科尚少，外科著正骨尤少。自古桑氏华陀辈出世称神医，惜术无传。厥后虽医学代出，而正骨究未闻专门名家。近世行此道者鲜如法，遂至毫厘千里。误治或成废疾，有亏性命，良可慨也！肇（天睦）先辈《正骨心法》得异人传授，济世数代矣！迄先君紫卿公（国吉，水师祖婆长子）施膏丹、供饮食，无怠志，无吝容。救人心愈切，正骨术愈神，刮骨纫肤，饮上敷水，全骸活命者多，远近佩德焉！舒宾梧邑主，闻其名而欣慕，遂相契先君甚深，赠诗结韵云：

"口碑藉藉川东路，济美贤声直到今。"当代名卿，邻封贤侯，造庐请竭，辄谓善人。来就治者纷至沓来，车恒盈门，应接不暇，施资臂助。时大兄二兄（桑朝元、桑第元）尚未入庠（乡学），先君送读属望綦切。

肇（肇元）甫数龄，幺弟（天佑）在抱，三兄保承（天埴字赞元）年当弱冠，励志奋读，经、史、子、集俱熟。先君喜其勤敏，因谓曰：吾人读书唯期有济於世耳！我祖传正骨术诚足济世活人，为良医何啻良相，积功累仁彰人耳目，他日采入邑乘。贤传千载下，犹令人观感而生倾慕，亦可功成名立矣，

1

斯于世有实济也。且人生五福唯寿为先，医本寿世即能寿身，果功行有实德，何患天之不锡遐龄乎！吾老矣，今传授汝，可分吾劳，足仰体祖德，后启孙谋。三兄唯唯听命，侍先君久，亲承手法，亲荷心传，学习专足克继焉。先君每见世之误治者，贻害不少。叹曰："大都于人身骨骼未透悉耳，屡欲将接逗法经验著书传世。"适陈辑庵山长（书院院长）范宗山学传（教授）极怂恿任作序。不图经贼乱，旋弃养不果。吁！或传或不传，有幸不幸欤！独是弃养数日前，谆谆嘱三兄继著书志。幸三兄行持数十年，颇有心得，年将及耄，至是慨然，念遗训情深，谓平日所医治经验者，倘不及时甄录，必后之视今，亦犹今之视昔，仍付阙如，不尤令人然滋惧哉！爰述所传，著书为后世法。今成矣，出示嘱序，肇毉年受先君传教，未获专行济世，憾何如也，怅宦海茫茫，退而迹阻惭劳，人碌碌朽且才疏，株兔只堪拙守，井蛙何敢妄谈，即言奚重，然肇素念著书本原较他人言之觉纤悉也。而三兄以此见嘱者非斯意耶！吾虽不文曷敢以辞，窃惟正骨一道具状百端，细剖为难，毕传非易，兹遂裒然成集，条陈总贯，症治显明。妙方若干首。秘诀若干事，其中硬骨折断破绒之辩若何；榫头错落伤碎之别若何；筋络伸缩移裂之判若何？按法则竹、木、布带夹缠之不同；丹膏丸散贴服之各异。蒸洗有药，器具有图，靡不详哉！览而便知，效而必验，临症纵危，万勿致误。虽然著述匪朝夕，其书备矣，其功良苦矣，其志可谓善继矣，名曰《正骨心法》，足完先君未了之心愿，皆以至性相感通，可见仁人孝子之用心哉！古大儒著书，期于物有济者，肫诚不过如是。推其所感，欲行诸远传诸久者，盖秉彝攸好人心皆同，从来撑持宇宙，救济人民，无非体天地好生之德，尽力以回生，舍财以全

2

命，然不能无远虑焉！何也？将谓接筋骨以力救人者，弟恐事历久生厌，厌心生或废。即不即废，只能救人于力之所周，不能救人于力之所难尽周也。将谓炼膏丹以财救人者，第恐惠过费生吝，吝心生或停。即不即停，止能救人于财之所足，不能救人于财之所难帷恒是也。故斯书之著非为沽名。使行诸远，传诸久。则力与财之所出无限其地，无限其时，推而广之，而救人靡穷，其造福岂有量哉，有心是道者，操此术以救人，请照是书则效之。虽其人之分量大小不同，要皆各尽其分量，无余憾，则幸甚！

　　　　　胞弟肇元（桑天睦）字协承谨于枕流书屋

3

自 序

　　正骨以全活人，亦外科所匪易者也。盖人性命形骸完缺，关系于其手，苟欲为人补助，非其深造详参，专习此道，而期于人尽无缺陷，于已幸勿遗憾，岂可得哉！赞（名天埴号保承字赞元）思学习要必至精至熟，斯能济人而无误，我祖传正骨济世经五代矣！先曾祖立三公（名安宁）有正骨心法书，嘉庆（1820年前）遭回禄灰尽。越先祖鹿峰公（家和号护国，庠生，即县学生）传先君紫卿公（名国吉号芝，明经即清朝贡生，人称芝贡爷），不数年先祖即逝，先祖姒张孺人（名不可考，精骨科逝后葬生机弯，人称"水师老娘"，每年拜谒者不断）。尽以教先君，先君由是得其传。精心谙理，著手成春。虽据理论症，而语必寓箴规，神妙莫名，贤声远播。施膏丹不吝，阅寒暑不辞，就治者踵门踏至，日无暇晷。窃维念切救人。视人疾若己疾，且治人疾每忘己疾。洵如陈缉庵山长（万州书院院长）赠诗云："世泽历年均远被，生民愁痛一肩担。"赞自幼受先君（名国吉）传教，常以体恤病者痛苦，精勤疗治为之谆谆。又俾诸症历治殆遍，踢打断挫状莫尽言，接逗夹缠法难备述。症有百出，治即百端。间有求治人竟至莫可转移，多成残废者，先君悯念久之曰："是正骨之误也，苦无书传故耳。"即拟叙周身骨骼，明受病根原，用各手法，用各验方，应何护持，应何禁忌，著书传世，庶免误人。旋因贼乱未果，嗣于同治甲子

1

（1864）三月廿六日，先君六旬无疾见背，易箦数日前，以著书事未了心愿，叮咛嘱赞继之。言犹在耳！

赞奉行正骨心法数十年，无方不效，是法俱灵。常即随试辄效者录之成帖，今赞年属六旬有三矣，恐其久而失也。谨遵先君遗嘱，将人身筋骨榫头，穴窍，各受症，各手法，各药方，逐类详载，按序编辑。颜曰：《正骨心法》共计二卷。词繁者，所以求理之明；言简者，所以求意之赅，阅即易知。虽无奇，而用者必效。噫！是编也，前人藉以传心者在兹，即后人求其心得者亦在兹，非敢云继先君志也。时从吾学者万邑则有易君坤山、万君庆之、万聘三、万献之、万肇之、万镒谨（庚午举人万宝成之子）；开邑黄君子溪（黄延楷开县赵家场马鞍山人），袁君少白，文君辅成（文之品之子，文之品与万庆之系表亲），程君本荣；湖北宜昌府东湖县罗君仲霖，东乡戴君华级；新宁（开江县）陈君代哲，外甥易君渊如，外孙李君芳本，门生黄君化成、黄受庵；谪堂侄祚沛（天奎子）小子祚全（天埴长子）祚隆（次子海槎之父）祚觐（小子拱北）等虽各授秘诀以去，而其中妙法，匪凭记载，虽妙弗传，仅记先君生平若何行持，及所教所勉赞者，皆有可法，以深望后学辈耳！留心斯道者，请览此编，细意体会，不啻口授心传，俾法精手熟，不致误云。

开邑善字山居士保丞　桑赞元（天埴）谨记

清同治三年（1864）

2

续序

　　梁不文，禀性质朴，虽求学数年，亦深感歉然。光阴似箭，一霎二旬。斯时与善字山桑祚隆之女（海琴）结婚，祚隆擅长正骨一科，系累世家传，唯祚隆独得先世秘术。梁于往来之间，见远近求治者，实无虚日，辄皆手到病除，立起沉疴。梁窃慕之，深思'不为良相，但为良医；遂拜岳父门下，学习正骨一术。岳父见梁诚朴，亦谆谆教诲，并将其祖先数代治病所得经验，及其父赞元所编《正骨心法》一书以授梁。余置书捧读，昼夜精研，心领神悟，并据书实践，岳父从旁指拨，经历拾年，全获其术。梁虽未尽得桑门之秘，亦可告无罪于岳父。梁自行医以来，至今四十年矣，凡经余医治者虽不敢云著手成春，然从未有偏颇败露，步履艰难者。日望有志斯道者，前来梁处，梁必尽心指教其骨节部位、以及手法捆夹等等。《正骨心法》一书，并俟有力而付之梓，以期天下人，尽晓正骨一科。并期天下人永无残疾发生，同登于寿世寿域，是梁厚望，亦天下人之大幸。今将其秘诀，秘术授与三子学钿，望能慷慨广传天下，济世活人，以继承岳父祚隆桑氏祖传正骨秘诀之云耳。并望将汝外公桑祚隆之零星医案及余数十年之正骨遗迹，更加充实，编辑为《正骨心法》卷之三册，并望将桑氏秘传正骨针灸、正骨秘方附录于后，素不失传，是为序。（正骨针灸已失）

开县龙安大屋居士　文梁邓梓材谨记民国

戊子年（1948）八月二十二日

再序

　　谓医可以救人，庶有济于世耳。然救人以医，犹莫若著为书，行世远，传世久也。历览医书，内科颇多，外科尚少，著正骨者尤罕矣。桑君华陀辈出，世称神医。近世行此道者，开邑境内，多有假冒桑氏传授之名，以提高威望之实，仅知一二手法，即称逗榫接骨先生，致人残疾终生，贻误不浅，实可痛哉！吾父文梁在外公处，精习正骨一科，历经数十年之经验，记录医案一百余件，并在续序中嘱我将吾父文梁及外公桑祚隆之医案等，汇辑为《正骨心法》卷之三，惜吾父年耄，于一九六一年夏因病辞世，享年七十七岁。所著医案于"四清"运动中，小妹少伦竟偏听偏信个别偏激言论，对医案等进行百般挑剔，视为迷信著作，竟被焚毁一部，余闻之深感痛惜，遗憾万分。现将所余著述并我二十年来之实践体会等，辑为《正骨心法》卷之三，以完家父未了心愿。

　　吾虽不文，曷敢以辞，窃惟正骨一科，具壮百端，细剖为难，毕传非易，兹遂毅然成集，条陈总贯，症治显明。妙方若干首，秘诀若干事。其中梗骨折断，破绒之辨如何？榫头错落，伤碎之后如何？筋络伸缩，移裂之判如何？按法则竹木绷带夹缠之不同，膏丹丸散贴服之各异。熏洗有药，器具有图，靡不详哉，览而便知，做而必验。临症纵危，万无致误。言其体，则体无不具。言其用，则用无不周。务使学者一见了然，

1

无所迷惑。而又以其奏功获效者，立为案证，附载其中，如能按法施方，无有不验，是书之所以著。非为沽名，使行诸远，传诸久也。望后学者新生、跃进（学钿之子）等，务操此术以救人，请照是书则效之。虽其人之分量大小不同，要皆各尽其分量无遗憾。则幸甚！余非医业之人，而辑著以书者，实为发掘祖国医学遗产，充实医学理论，以求济世活人，是为序。

蜀东开县上游居士学钿邓梦彬谨识

一九六五年三月三日

开县善字山桑氏正骨
传承脉络图

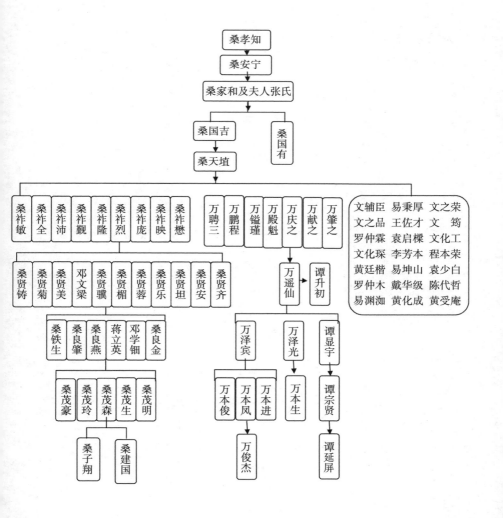

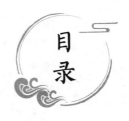

目录

桑氏正骨心法

▌附　录

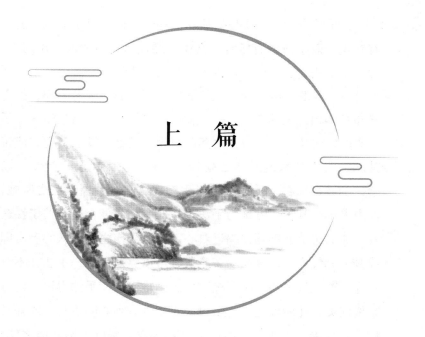

上 篇

手法要旨总论

夫手法者，谓两手按置所伤之筋骨，使仍复于旧也。但伤有轻重，而手法各有所宜，其痊可之迟速，及遗留残疾与否，皆关乎手法之所施得宜，或未尽其法，或失其宜者也。盖一身之骨体，既非一致，而十二经筋之罗列序属，又各不同，故必素知其体相，识其部位，一旦临症，机触于外，巧生于内，手随心转，法从手出。或拽之离而复合，或推之就而复位，或正其斜，或完其阙，则骨之截断，碎断，斜断。筋之弛纵，卷挛，翻转，离合，虽在肉里以手扪之，自审其情，法之所施，使患者不知其苦，方称为手法也。况所伤之处，多有关于性命者，如七窍上通脑髓，膈近君心，四末受伤之痛苦入心者。即或其人元气素壮，败血易于流散，可以克期而愈，手法亦不可乱施。若元气素弱，一旦被伤，势已难支，设手法再误，则万难挽回矣，此所以尤当审慎也。盖正骨者须心明手巧，既知其病情，复善用夫手法，然后治之自多效。诚以手本血肉之体，其宛转运用之妙，可以一己之卷舒、高下、疾徐、轻重、开合。能解病者之血气凝滞，皮肉肿痛，筋骨弯折，与情志之苦欲也。较之以器具从事于拘制者，相去甚远矣。是则手法者，诚正骨之首务哉！

接骨论

盖人生一身之骨，发至肾水，乃性命之根本也。脏神、脏气、脏精，皆受命于先天，育男、育女、育寿，俱出肾脏之一窍，是为病者房劳过度，以至真水、真阴从此而散，既交之后，其肾脏亏，所以诸火邪乘虚而入，即入之后，则百病生焉。大凡跌打损伤之症，乃情不由已，不必详论虚实。有凡劳动之人，或曲身转动而脱节者，皆由肾水不足，气血有亏，气不和畅，则血不能滋养筋骨故也。予精研五代，救活世人万千，口不能尽传，是以不惜笔墨，将周天三百六十五度之骨，考实立方，一以手法为要，二以扎缚之方为要，得心应手，凡有专心于此道者，必须触类旁通。万病皆可因端起悟，何可秘而不传。

接骨手法：撞、推、抢、按、端、提、摇、搬、拍、接、顿、踩、擒、搁、抖、探、捏、扯、抬、摸、抱、拔、捧、逗（很多手法是联用的）。

用药总论

今之正骨科，即古跌打损伤之症也。专从血论，须先辨其或有瘀血停积，或为亡血过多，然后施以内治之法，庶不有误也。夫皮不破而内损者，多有瘀血；破皮伤䐃（音窘，肌肉突起的地方）者，每致亡血过多，二者治法不同。有瘀血者，宜攻利之；亡血者，宜补而行之，但出血不多，亦无瘀血者，以外治之法治之。更查其所伤之上下轻重浅深之异，经络气血多少之殊，必先逐其瘀血者，和荣止痛，然后调养气血，自无不效，若夫损伤杂症，论中不及备载者，俱分门晰类，详列于后，学者宜尽心焉。

桑氏正骨心法

器具总论

跌打损伤，虽用手法调治，恐未尽得其宜，则制器以正之，用辅手法之所不逮。以冀分者复合，倚者复正，高者就其平，矮者升其位。则危证可转于安，重伤可就于轻，再施以药饵之功，更示以调养之善，则正骨之道全矣。

正骨要语

接骨，相人之体气强弱，量体下手。

【注】骨伤复位，要考虑患者体质的强弱，并根据患者体质情况施展手法。

接骨必须详问如何跌法，细心按摸伤处，审查的确，方可动手疗治，不可粗心怠忽。

【注】骨伤复位前必须询问患者的受伤史，仔细检查受伤部位，明确诊断后才能施展手法治疗，不可漏诊及诊断不清。

接骨，看病之轻重，量轻重下手调治，必无过不及。

【注】骨伤复位前必须明晰患者病情轻重，根据病情轻重开展治疗，则不会出现治疗过度和治疗不彻底。

接骨，看病人周身之伤损，先将病人于无风处脱衣细看，必知其伤在何处，如何跌法，如何治法，务要斟酌（即法从心出）依法治之。

【注】骨伤复位前要在诊断室内充分暴露受伤部位详细检查并观查患者全身情况，这样才能知道患者伤在何处、受伤的程度并推断如何受伤，从而制定治疗方案，做到心中有数，在施治过程中有法可依。

审其病之轻重，切勿藐视下手，心即在专，便知如何跌坏形象。旋清其源，轻重自分。如病之重者，或险，或不治之症，举目意即会也（便知有无吉凶败露），继查其色，最易了然。

【注】观查患者病情一定要专心致志，千万不能马虎了事，只有仔细检查才能全方位了解患者情况，分析其受伤机制，判断其病情轻重。病情危重或或已无法救治者，通过仔细观查就能做出初步判断，再结合患者神色表情确诊。

应用夹器，各患处俱不同样，即一患处，亦有几样夹器。

【注】复位后要根据部位选择不同的固定物，即使同一部位，不同损伤情况也有不能运用固定物的情况。

应用器具量患处之长、短、大、小、阔、狭、曲、直、凹、凸之形为之，或木，或布，具不宜格外宽大，如用刻夹器，务与患处相吻合，才受夹力。

【注】治疗所用辅助物品的长、短、大、小、宽、窄、弯、直、凹、凸要根据患者受伤部位形状确定，材质可选择木料或棉布，尺寸不宜过宽过大，运用夹持类物品，则务必与患处充分接触才能起到相应作用。

捆缚夹器，必下面挖刻，贴肉处，用棉花厚垫。

【注】捆扎夹持类固定物需将与皮肉贴合那面修整光滑，铺棉垫，避免造成压伤。

腋胎，用布缝一袋，如裁缝灰线包形，只用单布为之，中贯绷带一根，缉一头，中贯以米，恰如腋窝大，再缉一头用之。用纸裹成筒作胎子，内用绷带一根。用布帕摺窄条，滚成筒作胎子，内仍用绷带一至二根。

【注】腋下固定垫可用布缝成一口袋，大小要求刚好放入腋窝，袋中装入大米，绷带一头固定袋口处，另一头绕过患者肢体，最终固定于袋上使用。或用软纸、软布裹成圆筒状，用一根绷带自软纸圆筒中心穿过，留待使用。

以上乃各法之大略如此，至于临症之权衡，一时之巧妙，神而明之，存乎其人矣。[先诊断清楚，心中制定治疗方案，作好准备，交待助手很好配合，手术前作按摩准备的动作，要由轻到重。施行手术要准要快，减少病人痛苦，术后要按摩整理，再夹板固定。（良燕注）]

夹器及捆缚再论

跌打损伤，须用手法调治，恐未尽其宜，以至成疾，则未可周祥也。须视其身体上下正侧之象，制器以正之，以辅手术之不逮。使分者复合，畸者复正，高者平之，陷者升之，危证可转为安，重伤可就于轻耳。

【注】跌打损伤，主要予以手法治疗，同时也要防范手法治疗不彻底而成残疾。手法操作后须观查患者形体有无畸形，如有畸形则用固定物以矫正，弥补手法不足之处。固定要领即为，使分离者对合，畸形得以矫正，高凸、低陷者复平，患者转危为安，病情好转，趋向痊愈。

应用夹器，须视其患处之不同，夹器之各异，即一患处，亦必视其患之大小轻重而应用夹器之各异也。

【注】固定物的选择须根据被固定部位而定，即便同一部位固定，也要综合患者病情轻重、损伤范围选择合适固定物。

应用夹器，须量患处之长、短、大、小、阔、狭、曲、直、凸、凹之形为之。或竹，或木，或布，但不宜格外宽大。四肢骨折，一般以六块夹器，固定于伤处周围。量其人之大小，夹器以一指至一指半宽为宜，夹器中点，应放于骨折之处，两头各长两寸或三寸，亦应视其人之大小，伤之轻重，务使夹器起着"固定伤折"之作用，不使再动，方能修合。如用刻夹器，务与患处吻合，才受夹力，方能奏效。

【注】选择固定物前，须测量患处面积大小，患处肢体有无曲度、凸起或凹陷。可选择竹片、木片或棉布等材料。四肢骨折，一般用六块夹板，固定于患处周围，根据患处面积大小确定夹板规格，夹板以患者一根手指或一根半手指宽为宜，夹板中段对应骨折线，骨折远近端均为 6~10cm 长，具体长度应结合患者高矮胖瘦的体型及损伤严重程度，务必让夹板发挥固定骨折的作用，使断端不再移动，才能痊愈。如果使用竹木夹板，务必让夹板与肢体贴合紧密，如此夹持力量才能作用于肢体，起到固定的作用。

桑氏正骨心法

　　应用夹器，须选用既有弹性，又有压力之老竹块，经磨制成功，方能使用。夹器者，与今之"石膏床"无异耳，起着"固定"之作用也。所谓"固定"，即人之四肢折断，经医复归原所，用夹器以"固定"之，使筋骨生长还原也。

　　【注】用于固定的夹板应选用既有弹性，又能施压的老竹片，经打磨成功后，方能使用。夹板与石膏均为骨伤科常用的固定材料，骨折出现后，经医者手法复位，再选择相应材料捆缚，维持断端对合，促进骨折愈合，即为"固定"。

　　捆缚夹器，必须下面挖刻，贴肉处，以棉花垫之。但有当刻而刻者，有不当刻而不刻者，若不当刻而刻之，反为害也。

　　【注】用于固定的夹板应修整光滑，与皮肤接触一面须垫棉花。应根据患者具体情况修整夹板，如若修整不当，反而影响固定效果。

　　捆缚夹器，两头贴肉处，各用二指宽之纱布围缠一转，使夹器起着固涩的作用，使之不致左右移动，但所缠纱布，只宜一转，多则两头垫高，中部空虚，影响夹器受力，防碍伤愈速效。

　　【注】夹板远近端应用宽2~3cm纱布缠绕一圈，增大摩擦力，防止夹板移动，纱布缠绕圈数不宜过多，缠绕多层会导致夹板中部空虚不能紧贴皮肤，降低固定效果，影响骨折痊愈。

　　捆缚夹器，务必"松紧合宜"。既能固定伤处，不致移动。又不捆缚太紧，发生伤肿溃烂之患，加深病者疾苦，增添医务麻烦。

【注】夹板固定的松紧度应适宜，既要有一定夹持力，又不能捆扎过紧，以免影响血运循环，出现缺血性坏死。一旦局部出现缺血性坏死，不仅增加患者痛苦，亦加重医者负担。

捆缚夹器，如遇四肢骨折，须采用"三段捆法"，先初定中段之绷带，后将夹器安放端正，再捆两头之绷带，最后方可缚住中段绷带。在捆两头绷带时，切勿粗心大意，务使松紧合宜，中段之绷带，更勿捆得太过。

【注】四肢骨折的夹板固定，须采用"三段捆法"，先放置夹板，于夹板中段系好扎带，再捆两端扎带，最后紧固中段扎带。扎带松紧合宜，提起扎带以上下拉动幅度约 1cm 为宜。

凡脱臼、骨折，均需捆缚，捆缚者，固定折伤之骨也。捆缚就是保持伤部的稳定，医者把折断之骨接好后，由于骨膜能生成新的骨组织，折断的骨就会慢慢愈合起来。如遇病者折断、折伤四肢，或脱臼、滑榫之症，均需捆缚。唯当时骨折，当时捆缚者，必轻捆为宜。因当即跌伤，当即捆之，其伤未肿，后必肿之，虽当时捆得不紧，但其伤必肿，肿后视其绷带，捆得太过，医者必松解绷带一度，使其合宜，以免发生伤肿溃烂，甚而肢体瘫痪的事故。为了早期病愈，病情重者，须经常检查绷带，松者紧之，紧者松之，但勿得再动伤骨，使合者分之、高之，反为害也。

【注】凡是脱位、骨折经复位后，均须捆缚，作用为固定骨折断端或关节。捆缚的主要目的是为了保证损伤部位的稳定，医者施法复位后，断端保持对合，由膜内化骨形成新的骨性结构，连接断端而愈合。骨折后需立即固定，但应捆扎较松，因为损伤后

局部肿胀逐渐加重，如捆扎较紧，不仅影响血运循环，加重肿胀，甚至可能引起缺血性坏死，故捆紧者宜适度松解绷带，避免出现肢体瘫痪等严重后遗症。为保障固定效果，须经常检查绷带松紧度，根据具体情况随时调整，以适度为宜，同时需维持一定固定力量，避免骨折断端再次移位。

下颌骨（即下扒）脱臼捆缚，关于下扒脱臼一证，外公桑缉庵曾有诗云："榫骨还旧如寻常，对角布帕要提防，两侧搭上系头顶，言语三日忌勿忘。"凡下扒脱臼上述包扎，适用于农村缺乏绷带的情况下使用，既简单又适宜。

【注】颞下颌关节脱位固定案例中，外公桑缉庵（桑柞隆）曾在诗中提到："关节还原正常位，手帕固定要谨慎，兜住下颌，两角在头顶打结，固定 3 日中不能说话，进流质饮食。"颞下颌关节脱位者，手帕固定适合于缺乏绷带的情况，简单有效。

肩头脱臼捆缚：腋胎，即用布缝一带，如长圆形，只用单布围之，中贯一小绷带，缉一头，中贯以米，恰如腋窝大，再缉一头用之。亦可用纸裹成胎子，内仍用绷带一至二根，经接逗还归原所，将此胎子放于腋窝，上系于另一肩头，务使肩头不再下陷。

【注】肩关节脱位固定中须使用腋下垫，即是用一条长短布缝合成空心袋，先将一根绷带从袋中穿过，然后将空心袋一端扎紧，袋中装入大米，扎紧另一端，长短参考患者腋窝前后径。或者用软纸卷成圆筒状，圆筒中心须穿 1~2 根绷带，关节整复归位后，将此垫置于患者患肩腋下，绷带于对侧肩部打结系紧，防止患肩再次脱位。

肘关节（道拐子）脱臼捆缚：不拘上下近榫头处，又错榫，又折断，先投其错榫，后接其断骨，仍用夹器，不可过弯，上节夹上，下节夹下。肘关节脱臼后，榫头之骨，又触爆脱一块者，先宜逗接其榫，后掇投其爆骨，推按还其旧所。但只捆爆骨，不可过弯。如上节爆，捆上节；下节爆，只捆下节，不可连捆（以免关节硬化）。

【注】肘关节脱位固定，无论关节远近端骨折伴脱位，先整复脱位，再复位骨折，用夹器固定，跨关节夹板曲度不宜太大，固定体位以微屈为宜。伴小骨块脱落时，也应先整复脱位，再复位小骨块，此时只须捆扎固定远端或是近端的移位骨块，长时间超关节固定可能导致关节僵硬。

单纯性的肘骨关节脱臼：有全脱，有半脱，全脱者重，半脱者轻。无论全脱、半脱，经接逗还原后，医者轻轻松手，审其接头处，是否再有滑榫之象，如有再滑榫者，需先按拢，复归原所，再以纸折之，弹性较大的软夹数块，压于肘关节周围，再以绷带捆缚，松紧合宜，如经接逗还原，松手而不再滑榫者，只宜以绷带捆缠，可不用夹器。

【注】单纯性肘关节脱位，可分为完全性脱位、半脱位，其中完全性脱位者病情重，半脱位者病情较轻。无论何种脱位，复位后均需仔细审视关节处，观查其有无再次脱位风险，如有风险，医者双手应临时固定肘部，再用纸折成软垫数块，置于肘关节周围，外捆扎带，松紧合宜。如果经整复无再次脱位风险者，仅需扎带捆缚，可不用夹器。

以上之法，大略如此，各处折伤，脱臼、骨折等，可详见

一、二、三卷中之各部详论，至于临症之权衡，一时之巧妙，神而明之，存乎其人矣。

【注】以上治法，大致如此，各处骨折、脱位等的治疗前面均有介绍，而临证施术，此中技巧，全在医者本身悟性。

正骨旁及论

凡骨折一症，必旁及近处关节，尤能旁及下端关节，如桡骨、尺骨折断，尤能旁及腕关节；胫骨、腓骨折断，尤能旁及跗骨关节；股骨折断，尤能旁及膝关节也。大凡骨折一证，经接逗还原。上以夹器，如法捆缚后。必令病者，每日求人摇动上下关节两次，否则，骨折虽痊，其下端关节必成麻痹之症，甚则长成芦节，必另治关节也。吾父常对我言："此乃外公口传，《正骨心法》中未作记载，凡遇正骨，必涉及于此耳。"因骨折捆缚处，其下端必血脉流通不畅，如不使下端关节经常活动，则易成麻痹之症耳。此必然之理也。

【注】凡是四肢骨折，必然牵涉邻近关节，尤其是远端关节，如前臂骨折，多牵涉腕关节；小腿骨折，多牵涉踝关节；股骨骨折，多牵涉膝关节。骨折后须正骨复位，再外用夹器捆扎固定，康复过程中需每日活动骨折处远近关节两次，否则，骨折虽然痊愈，但其远端关节必然僵硬，甚至关节膨大性变形，此时还须恢复关节功能。父亲常对我说："这些医理都是你外公口述，《正骨心法》中没有记载，凡是须正骨者，必然涉及。"因为骨折捆缚处，其远端血运循环必受影响，如不经常活动远端关节，极易形成关

节僵硬，活动不利，这是必然的结果。

骨折二治论

大凡骨折，必治其二，一曰合骨，二曰舒筋平膜，凡骨折断，经医接好之后，其骨膜必生成新的骨组织也，断骨即将慢慢愈合，"欲如嫩树，被人砍断，但未全断，必以人力扶正捆缚，历时若干，其树自接，但观其刀伤之处，必有突出之厚皮一转"。其人四肢一经骨折，虽已合骨，如未舒筋平膜，其骨之断处，在骨膜生成新的骨组织之际，亦必高出一转，此必然之理也。医者在合骨手术完成之后，必对此突出之骨膜，施以揉、推、抢手术若干次，并予舒筋，使骨膜之高处全平，方为妥善。否则，日久必痛，甚则发生病变，以致发炎溃烂，使人残疾终生，害人不浅。

【注】凡是骨折，需分步治疗。第一步，治疗骨折；第二步，治疗周围软组织。骨折断端经医者接骨对合后，膜内化骨形成新的骨结构，断端逐渐慢慢愈合。好像树上嫩枝被砍断，并未全完断开，此时将其断端连接在一起后捆绑，经过一段时间修复，自能从新连为一体，但观查其断端处，必然有一圈凸起厚皮。人体四肢骨折，断端虽已连接，如未舒松局部软组织，骨折断处在愈合过程中，必出现一圈高凸。医者在接骨整复后，需对高凸软组织施以揉、推及拨等手法数次，并梳理筋位，使高凸软组织复平，方能得以全功，否则，日后必然反复疼痛，甚至发生变证，局部炎症溃烂，终生残疾，则害人不浅。

近世有正骨者，什么："一手成功，不再复诊，保证痊愈。"

此乃自欺欺人者也。只能麻醉无智之人，如稍悉医理者，闻之即笑焉。吾父常对我言，此诀乃外公桑祚隆秘传，《正骨心法》未作记载，后遇此症，必施此法，方为万全。

【注】现代有正骨医生妄称："正骨复位成功后，不用复诊，保证痊愈。"此话只能是自欺欺人，骗愚昧无知者，稍知悉医理者，均闻之一笑。父亲常对我说，此项诀窍乃是外公桑祚隆秘传，《正骨心法》未作记载，其后若遇骨折，必依此法施治，方得全功。

跌扑门

凡跌扑，必受惊恐，惊恐定有风寒，大寒大热先宜发表逐其风寒，如跌扑伤重，必先进跌扑药次进表药，或二单兼服。

【注】凡跌扑损伤，必受惊吓，受惊后外感风寒，无论寒热均应解表祛风，如损伤较重，应先服行气活血方再服解表方，或者两方同服。

跌打损伤诊查论

凡看跌打损伤，错断等症，详审患处。体瘦者容易看透骨之断错形迹，审查的确，依法治之，不致误事。惟体之肥胖者，断错处，最难审查透骨，须知各处均有高骨，以手指自高骨处搭手，由此骨紧按寻摸至伤处止，不松手捏住，细思细揣，揣摩其断处情形，自易透悉。

【注】凡接诊跌扑损伤、骨折或脱位，应仔细检查患处。体型瘦弱者能观查到移位所致畸形，诊断明确，可辨证施治，方才不会误治。而体型肥胖者，断端或脱位处易受遮掩，对了解移位情况不利，此时找到患处附近骨性标志，医者以手从骨性标志处沿骨骼走向开始触诊，直至触及患处，此时再仔细体会局部情况，自然做到手摸心会。

跌有损坏，有伤痛；打有损坏，有伤痛，跌者轻，打者重。凡跌打俱有轻按则痛，重按反不痛；又俱有重按痛，轻按不痛者。

【注】跌倒（间接暴力）和受外力打击（直接暴力）都可出现损伤性疼痛，一般跌倒疼痛较打击疼痛要轻。两种病因均可导致轻按则痛，重按反不痛，或症状反之。

跌坏轻按痛（伤皮肉）

盖跌已损坏者，骨损。皮肤外无损坏。仅损其内面肉贴骨处，故轻按痛甚，用力重按其损坏之肉骨，被手捏紧，故重按不痛。

【注】跌倒致软组织挫伤，轻按即疼痛，而重按时力量向深层传递，所以疼痛不明显。

跌坏轻按不痛（骨损伤）

又有轻按不痛之跌坏者，无意一挺，仅将骨损坏，毫未伤其皮肉，故轻按不痛，用力重按则骨坏之处，必错去错来，故大痛。

【注】跌倒损伤后轻按不痛的患者，多是由于肢体触碰硬物出现闭合性骨折，所以轻按时不痛，重按时力量透达骨折处，导致断端错动，从而疼痛剧烈。

手法至要

手法求熟，熟能生巧，更当耐烦细心审查，或断或错，恰如生成，自是接逗还原，便称为好先生，甚么是高明好水师，仅仗水仗药，不仗手法接逗，能还原者，则未之有也，是则接逗，非手法不可。

【注】手法需要熟练，熟能生巧，更需耐心的体格检查是骨折还是脱位，要做到一摸即知，并能熟练复位，便被称为好医生。什么是高明的接骨医生，仅仅依靠符水或药物治疗，而不掌握正骨手法就能复位的医生，古往今来还没有，所以接骨还是非手法不可。

打坏轻按不痛手法

打坏有轻按不痛者，凡打自皮至骨，骨坏其皮已木而不痛，务用轻揉之法，先久揉其皮，使皮活软知痛，则皮不致坏，否则皮难全存。此系打坏轻按不痛者。

【注】受击打后轻按不痛者，是因暴力由体表传至骨骼，骨损伤但软组织已缺血麻木所以不痛，治疗务必手法轻柔，先于体表揉按，时间宜长，使软组织充分松软，恢复体表感知功能，这样

才不致软组织缺血坏死，否则可出现皮肉坏死脱落。

伤痛手法

跌之伤痛，皮肤而已，打之伤痛皮、脉、肉俱伤，易变成痈毒。凡伤不论跌打，均用轻揉法，不宜擦动以免破皮。

【注】跌倒后一般仅伤及皮层，而受击打可伤及全层软组织，也容易发展为痈肿。凡是暴力损伤，均应使用轻柔手法，不宜用擦法，以免损伤皮肤。

跌坏轻按痛手法

骨既损，贴骨处之肉亦损须轻揉，复用掇法，切忌抡法。

【注】骨损伤常伴有周围软组织损伤，治疗应轻柔为主，可结合拿法治疗，禁用拨法。

跌坏轻按不痛手法

骨断如截，皮肉无坏，接好后，加以抡按法清缝，如皮有伤眼，不论眼大眼小，俱应留出，不贴膏药，捆毕，另上丹药，再复膏药。

【注】闭合性骨折，手法正骨复位后，在断端附近以旋按手法使之对合紧密，如有伤口，无论大小，均应暴露，不贴膏药，捆扎后再外用丹药及膏贴。

打坏轻按痛手法

凡打坏皮骨俱伤，或碎。必夹肉于骨内，痛不可忍，先用第一至三法，复用抡推，试肉已全出否、如未全出帮手两头加力扯紧，再用提法，提其皮肤，轻轻再推。轻轻掇其还原。如骨极碎，亦须过细再清，或骨未曾排列还原，现在皮已破烂，当用开刀，当用大铁夹子，亦当细心存神，使骨铺成原样，不致签痛，方可放心，既习此道，总宜不辞烦恼，原打坏比跌坏者更狠。

【注】凡受外力致开放性粉碎型骨折，必有软组织嵌于断端间，疼痛难忍。先施以上述 1~3 种手法，再用旋推手法，触诊感受嵌顿软组织是否已脱出，如未完全脱出则在骨折两端用力牵拉，同时提拉断端处皮肤，然后轻轻推按，拿捏皮肉复原。即便碎骨较多，亦须仔细检查，如果骨折未完全整复，伤口出现溃烂，应当切开使用大铁夹子夹持复位，操作过程中应细心谨慎，最大程度复位骨折，才不容易出现迁延性疼痛，如此方可放心。既然成为骨伤科医师，应该不畏艰难，明白外力损伤后病情比跌倒损伤更重。

打坏轻按不痛手法

如打自皮至骨，不知痛苦，不知何处受伤，病者倘不知，医生先看，复过手法审查，久揉必知痛，病即在某处，照病治之，如皮已败，轻施揉法，病者且难受，须以药水泡法，是能保皮不坏，再医骨坏未迟（其泡药法，详载陈回春医案）。

【注】暴力性损伤后，患者周身麻木不仁，不能明确指出受伤部位。此时医者先行望、闻、问诊，再以手法检查，久揉之后感觉恢复，疼痛处即为损伤部位，根据具体病情进行相应治疗。如果皮肤及软组织损伤严重，即使轻轻揉按，患者仍难接受，应以药液浸泡，能保软组织不会坏死，最后整复骨折也不迟。

骨陷入骨筒内

筒骨忽然被铁石重物，不意一击，打脱一小块骨，侧插入骨筒内者，医者切忌用刀开取，只用手法，随以医手就插入之原形。横提顺扯其皮，一手顺向上提其皮，复用力顺顿提一手即出，接用两大指一推一提按，仍覆于原所，然后两头用人扯紧，使用推揉之法，按其合缝。

【注】长管状骨不经意间受重物撞击，导致小骨块脱离并嵌插入骨骼内，医者切忌切开复位，只需以手法治疗整复移位。医者在骨折处提拉皮肤，提至极限时施以顿闪之力，即可分离嵌插断端，再以双手拇指边推边提按，使小骨块回复原位，最后由两名助手在骨折两端牵引，医者在骨折处推揉，促使断端充分对合。

筒骨打破至碎

筒骨之外面，自然贴于肉上，一经打碎，医手帮手，平正箍满扯紧加抖法，其骨不论如何碎破极小块，定自然合缝，再以手擦其骨缝夹肉否，如夹有肉，宜掇法于先，抢于次，推于三，审其已经入原，贴上膏药，用夹器，捆缚自愈。

【注】长管状骨外覆骨膜，周围紧贴肌肉等软组织，受外力作

用致骨折，医者及助手于骨折两端牵引抖动，无论碎骨多小，定能促其相互对合，再沿骨骼走向触摸推移，检查有无软组织嵌顿骨内，如有，宜先拿捏局部，再轻轻晃动局部，最后推按局部，检查软组织已脱出，外贴膏药后用夹器捆扎固定。

倘被庸医动辄以取碎骨为能，用刀将骨上所贴之肉，概行剃去，又显其过刀不痛之手段，即称正骨医生，缺者补之，断者接之，何其能完全者反去之，生者反离之。不但骨不能接，反增跌陷矣。

【注】如果被庸医以取碎骨为名，切开局部清除骨膜及部分软组织，显示其高明手段。既然是正骨医生，应遵循接骨续筋的原则，怎么能破坏完好组织，同时又使骨肉分离，如此不但不能整复骨折，还可能出现畸形。

骨签肉内手法

凡骨断，而骨尖签入肉内，不但摸得其骨签，即皮上亦大现皮皱，签入几深，外面现有几深，如不退出，其骨签之肉，必痛甚而起泡，甚至易于溃烂，其骨未曾归位，亦不能保其还原，其患眼更难于生肌。

【注】骨折后移位明显，断端外抵皮肉，在体表形成凸起，如不纠正移位，受断端挤压处软组织疼痛剧烈，出现张力性水泡，甚至容易导致局部溃烂，复位则更加困难，患处亦生肌困难。

其退肉之法，医以二指捻其签骨之底，又二指推其被签之皮肉，陆续往后推退，将皮签之肉，概行退完而后已，退尽后，再以指横抡几次，则骨签不致再插入原眼。

【注】纠正骨折移位方法，医者一手拇食指捻转远侧断端里层软组织，另一手拇食指则推按表层软组织，持续推按直至体表凸起平复，再在局部拨动数次，此时断端不致再次移位。

近榫处，又错榫，又断折者，不满一寸，两下一齐接逗，寸满断者，先接断折，后接逗榫头，捆缚只捆断折，不得连榫俱捆。

【注】近关节处骨折伴关节脱位，骨折线距离关节不到 3cm 者，骨折脱位可同时复位，骨折线距离关节超过 3cm 者，先整复骨折，再整复脱位，夹器捆扎时不宜固定关节。

错榫已久手法

凡跌扑已久，不拘正榫、筒骨榫、脊骨榫、手足指掌榫。大小皆同，自一七至数百天者，患处已成胬肉，内生外变，未红未肿，患处渐大渐硬，即用舒筋和血散胬手法以治之，其法即提、推、抡、按、揉是也，如将变而红，亦用此法，可以转重为轻也。

【注】凡是陈旧性脱位，无论何处关节，患处软组织变性，体表相应改变，红肿不明显，呈膨大样改变，局部变硬，此时需用舒筋和血散胬手法治疗，主要是提、推、活动关节、按、揉等手法，如果即将变性而且肤色发红，此法亦适用，可以使重症转为轻症。

筋　论

筋翻（肌肉或肌腱离位）

筋何以得翻，因骨拗开，将筋翻过去，背在一边，而不能顺向以还原所，必将骨按正，其筋然后得顺，再加以揉推数十下。

【注】肌腱、韧带等软组织脱离原位，是因为被移位骨骼撑起，出现位置改变，而且不能自行回归，此时正骨复位后，软组织因受自身弹性作用可回归原位，再在局部推揉数十次以稳固筋位。

筋　硬

筋何以得硬，因跌打损伤发肿，以至筋亦肿硬，又有伤愈后，而气血尚未流通，此致筋硬者，宜揉法推法。

【注】软组织出现僵硬，是因为跌打损伤后局部肿胀，即便损伤愈合后，局部气血流行不畅，瘀阻局部而致僵硬不舒，此时宜以揉、推手法治疗。

筋　粗

筋之粗者，因寒湿滞于经络，兼因跌扑起衅以致筋粗，先宜扯紧，次推送得远，三推按耐久，一次即愈。

【注】软组织出现痉挛变粗，是因为外感寒湿邪气瘀滞经络，复因跌扑损伤而致软组织受刺激后出现痉挛变粗，此时宜先牵拉放松，再推移放松，最后持续推按，一般治疗一次即告痊愈。

筋　弯（筋萎缩）

筋弯者，因跌打，将骨整碎，不能直伸，筋必是弯，因不拘某处榫头被错，而复还原所后，或犯忌食之物，或伸曲之功不曾常用，以致筋缩而弯，治法照前。

【注】软组织萎缩是因为跌打损伤后，出现粉碎型骨折，软组织起止点处骨骼难以支撑，日久软组织易萎缩难伸；或是关节脱位后固定时间较长；或是未遵医嘱，未禁饮食；或是关节活动减少，均可导致软组织萎缩，治疗方法同筋粗。

诸血论

有瘀血，亡血，生血，败血四种。

瘀血者：血已行动于内，因伤而未出，瘀滞于内而为瘀血。

亡血者：谓血已流出，而不能自反者，是为亡血。

生血者：譬之刀砍斧伤，当流，当经止者，为生血也。

败血者：谓血已瘀滞在内，日久变成恶毒而成脓，不得再用行瘀之药，是已败不可回也。

【注】涉及瘀血、亡血、生血、败血四种证型。

瘀血证：损伤后局部出血但未排除体外，瘀滞于体内形成瘀血。

亡血证：损伤后血液从伤口流出较多，人体自身不能及时补充，导致失血过多。

生血证：开放性损伤后失血，人体及时修复堵塞创口，并能及时生成新血补充。

败血证：损伤后体内瘀血已成，日久积瘀化热，酝酿液化成脓，此时不能使用行气活血化瘀药物，已成气血衰败难于挽回。

脏腑门

从高坠下者，五脏六腑必翻转，错乱地位，面必黄色，眼亦黄滞色，饮食难下，即食进亦不投胃，即味佳，亦不养病，此症如日久不治，必易坏事，宜先以手法救急，次则用药力理气。气顺则脏腑易归原所，二三日即可。

【注】从高空坠落者，脏腑受冲击功能紊乱，面目萎黄，食物难咽，即便有食欲能进食，消化吸收较差，难为患躯提供营养。此症如果不及时治疗，容易变生危症，应先以手法急救，再以药物理气健脾。气机顺则脏腑功能易复，两三天即可见效。

脏腑运用手法

其手法，医一人先端头，提三度。次站高，将病人两手胫向上高提，抖三度。另两人各双手搂腋下，病人站立，抬抖三度。不忙放手，医须理其前肋后肋，向下运用手法，复揉肺俞穴，用手掌大揉推数十下，接在胃脘处揉推数十下，旋将小腹先横揉后直揉带推，宜轻轻下手数十下，复提玉茎三度，又在命门肾俞穴，小揉推持久，即用两大指在尾臀穴处，两开百十下，或几十下，自上而下，送到底，此法宜紧按，不宜松。

【注】手法治疗，医者先端提患者头部三次，然后站于登上，向上提拉抖动患者双上肢三次，患者站立位，嘱两门助手分别扶患者两侧腋窝，同时用力将患者抬起抖动三次。此时仍然扶住患者，医者需梳理其前胸后背，逐步向后端运用手法，反复点揉肺俞穴，再重点按揉局部，逐步推揉至胃脘处，定点揉推数十次，在小腹处横向揉动后向远端推揉至外生殖器，反复数十次，并提拉外生殖器数次，转至背部命门、肾俞穴，持续揉推。最后双拇指在脊柱两侧自上而下推揉至长强穴，反复操作数十上百次，宜紧按，不宜松。

芦节辨证

筒骨亦成芦节，有已接逗如旧而长芦节者，有跌后日久未治而长芦节者。已接好者畸形愈合宜以芦节本法治之，散完便是。如未治之芦节，一面先推揉，一面治断处，使仍离脱其断，用大力另行接逗如旧，再抡按其周围，并无痕迹后始捆。

【注】长管状骨也可出现膨大样改变，有些是接骨复位后出现，有些是损伤后未及时治疗而出现。骨折整复后畸形愈合者应参照膨大样改变治疗，如果是未经治疗形成膨大样改变，重手法整复骨折，同时旋按局部软组织，仔细检查无异常后捆扎。

大凡芦节，又真又假，时而无意一手之推拿揉抡即散完。

桑氏正骨心法

或时大费心机，愈治愈变。以至腐烂不堪，甚者变成流注，长成管子，年久不愈，即或不死，已是残疾矣。

【注】局部膨大样改变，所致因素较多，治疗时也应加以甄别，有时仅凭推拿手法即可使其消失，有时费尽心血治疗，病情反而越来越重。严重者局部溃烂，深层组织脓肿，形成窦道，经久不愈，即便一时不会危及生命，但易导致残疾。

骨节损伤，经一二年已成芦节者论

凡人一身，不拘大小榫头处受伤，当未经心，亦不甚痛，以为无伤于骨，殊经年月气血周流，每即阻滞，其伤处逐成芦节。渐渐长大，以致将逗榫之骨头，抵爆出来，似长成凸形，病者父母并不知系骨节抵爆，误认系长疱节。用箍药一敷，一误再误，勉强箍变成毒，溃烂难堪，吉凶莫卜。父母见之，忍乎安乎？如医家偶遇此病，必先治其溃烂，速急生肌，一面陆续施以手法，由渐而进，初宜摸法，次揉法，三掇法，四推法，五将用力之按法，兼接推按。此时医者万宜细心。以我灵验之法，治伊痼疾之灾，在此时，一手之巧妙，全人终生之六根。

【注】人体中无论何处关节出现损伤，诊治时未仔细检查，局部疼痛不显，认定未伤及骨骼，亦没有及时处理，却不知局部气血运行不畅，瘀阻患处，逐渐聚集成膨大样改变。瘀阻患处进一步加重不畅之症，越长越大形成恶性循环，关节骨端不能对合，出现错位畸形，患者家属不知，以为是关节肿胀。此时局部外敷箍围药，致病情再次被耽误，即便勉强箍集成毒，局部皮肉溃烂，

吉凶难测。患者父母见之，内心不忍亦不安。如果医者偶然遇到此病症，必须首治溃烂，促使局部快速生肌，同时施展手法治疗，初期宜施摩、揉、拿、推、按等手法，亦或复合手法。治疗过程中医者应胆大心细，依作者经验，治疗此种顽疾，手法的巧妙施展，可调理患者全身之症。

凡芦节在硬筒骨，用抡揉法，周围用之，继以揉推上下，推远二三次，芦节易散，抡者，横抡也。抡兼揉推，先横抡，后揉而加推远，则气血自易流通，其芦节散矣。

【注】长管状骨部出现膨大样改变，用旋揉法，在患处周围操作，继而揉推远近端，最后向远端单方向推二三次，则膨大样改变容易消散，拨法，横向拨动。拨、揉、推三法，应先拨动放松，其次揉动局部并向远端推，促使气血流通自如，膨大易消。

骨缝芦节论

凡芦节在桦头骨缝处，其芦节难散，必先用一指轻柔之，而复按揉之，使骨缝中棉筋提动活软，非正筒骨芦节可比，多则数十次，至少十数次手法，或可渐散。否则最易变症，痛不可忍，大烧大热，口渴，红肿，溃成稠脓，开之，作疮疡溃烂之法治之。溃后宜竣补气血，正气补足，其病易愈。如再用消导之品，必绵缠日久，气血大败，恐生他变而难治。

【注】关节处出现膨大样改变，难以完全消散，须先指柔关节间隙，再全掌按揉关节，促使关节间隙中挛缩软组织松软，由于关节间隙处操作不便，此种情况的治疗疗程较长，治疗次数长则达数十次，少则十余次即可消散。关节处芦节容易出现变证，高

热、口渴，局部剧痛红肿、化脓溃破，此时应切开引脓排出，或者按照疮疡溃烂治疗。局部溃破后宜大补气血，温养正气，其病方可痊愈。如果再用消积导滞之法，则病程延迟，气血愈加衰败，变生他证而难治。

凡人气血虚弱，最易疚气（软组织损伤），倘一朝有之，万不可吸水火二筒，只宜揉摸之法，轻轻下手，以痛止为度。

【注】人体气血虚弱，最容易出现软组织损伤（筋出槽），如果偶然遇到，切忌不可拔罐治疗，只适合揉摩等轻柔手法，以止痛为目的。

人周身四体，凡遇用力，或遇转身，以致气疚（肌肉肌腱离位）而呃逆者，务须速用抖法，将两手提起，抖几十下，后将头端二三下，自止。如不止，再以抖法提法加重力施之，自可。

【注】人体周身软组织，受外力作用或肢体活动中，出现软组织损伤（筋出槽）而致呃逆者，须立即以抖法治疗，医者将患者双手提起，牵拉至下抖动数十次，然后端提头部二三次，呃逆自止。如不停止，再施前法并加力操作，直到呃逆停止。

凡病有已溃烂而来就治者，即有损坏，亦先治其溃烂。

如是新跌坏病到请治，即有破皮烂肉，亦当从跌坏先治，破烂从缓治。

【注】患者由于陈旧性损伤就诊时局部已出现溃烂，应先医治其溃烂处。如是新鲜性损伤来诊，即使是开放性损伤，也应先医治损伤，开放性创面可慢慢治疗。

损伤宜忌

凡跌打损伤病者，须忌房事。病轻者，忌一百二十天，病重者或骨断破，或前后肋胁，周身损坏，以致脏腑俱痛伤，心疼而吐血，大小便血等病，应忌二百四十天，甚至忌一二年者，房事忌谨，兼服药饵，病固易愈，即愈后，亦不滑榫。

【注】凡是跌打损伤者，须要节制房事。病情轻者，禁期约 4 个月，病重者或是开放性骨折，甚至全身多处损伤者伴吐血、二便带血者，应禁欲约 8 个月，甚至 2 年。禁欲加服药等方法，病情稳定易痊愈，也不易出现习惯性损伤。

凡当时跌打损伤，未请他医即来求治者，务将患处审查的确，或错榫，或折断而又错开。或骨破而又碎，或皮肉俱破，或筋亦断者，又或有遭几伤者，医者定应过细，清查明白，对症施治。

【注】凡是跌打损伤者，作为首诊医生，务必仔细进行体格检查，明确损伤类型，是脱位、骨折、骨折伴脱位、粉碎型骨折、开放性损伤、软组织断裂伤还是全身多处损伤，医者检查需要非常细致，诊断需要非常明确，再辨证施治。

伤力闪劲之说，缘力赖于气，气任于筋，气助其筋，筋竦其身作力，故有劲。气力大，则劲更坚，如人正乘大力，忽扛索折，或有失足者，逢其不意，最易闪劲伤力，不早医治，必成痨伤。难治。

上
篇

【注】扭闪损伤学说，人体力量的释放需要气机推动，作用于肌肉，辅助肌肉的收缩和舒张来完成各种动作活动，肌肉收缩舒张有力，人体力量才强。比如人体担抬重物时，突然拉索断裂或脚下滑倒，在不经意情况下，最容易扭闪损伤，导致局部气机紊乱，如不及时治疗，必然成慢性劳损，经久难愈。

治法，舒扯其筋，推揉其气，经络通行，可无他患，否则变生不测，以致痛硬而红肿口渴，或刺以磁砭，吸以水火二筒，变症者均厉害。

【注】治疗原则为行气活血，舒筋通络，如此治疗不易出现变证，不然可导致局部肿胀疼痛伴口渴等热征象，治疗须用砭镰法并局部拔罐治疗，出现变证者病情均严重。

舒扯闪劲之法，用大力短扯三度，复上下远推，不计其数，扯与推一而再，再而三，复以揉抡、摇法，兼而用之，再施以摩擦之法，百余下，每天如是三次。病轻者七日而愈，甚者十余日痊。（［良燕注：闪劲，筋移位，先找到痛处采取顺筋，拨筋纵横揉拨按摩即愈。］）

【注】治疗扭闪后筋位异常方法，局部大力牵扯三次，再沿筋走行推动，拉与推法交替完成，反复操作，局部稍放松在施以旋揉法、摇法等，最后摩擦局部百余次，每日操作三遍，病情轻者七日可愈，病重者痊愈需十余日。

坏症宜防

凡损坏骨及节，本未破烂，或用药敷患处，或因夹器伤患处，以致皮肤朽坏，宜急解去，调养皮肤之伤，此症宜防者有二。

一防骨节已坏者，因敷药冷滞其血脉，谨防筋缩筋纵者，以致手指各节，竟成废物，预先揉其患处，周围推提其筋，使筋舒血活，伤愈后无残疾之容。

二防因敷药夹器致伤皮肤不敢再缚，倘任其溃烂，则骨不能还原，而皮肤更易变症，甚至烂而脱节，或洗或泡，亦当见机而为。如烂到极处，初时不宜擅用冰麝，只可用青苔、末药本方，不加不减，外伤愈后，再清骨坏处。

【注】骨与关节损伤，本无皮肤损坏，如因为局部外敷药物，或是固定物夹持过紧，导致局部皮肤损伤坏死，应立即撤除外敷药及固定物，先调治皮肤损伤，并做好两种预防。

预防一，骨与关节损伤后，外敷寒凉药物致局部血循环变差，肢体末端缺血缺氧情况出现，稍有延误可致因末端缺血坏死致残。此种情况应先揉其患处，推提患部周围软组织，局部筋舒血活，才容易痊愈，不易致残。

预防二，因敷药或固定致使皮肤损伤，不可继续固定，如不撤除固定易出现溃烂，骨折难以愈合，皮肤坏死出现溃疡，甚至皮肉腐烂缺损。此种情况应药液熏洗或浸泡，可根据具体情况而定，如果局部溃烂至骨，早期治疗不宜使用冰片、麝香，只可用青苔、末药原方，不用加减，外伤愈合后，再医治骨折。

伤后无名肿毒变肿胀

但凡忽然大肿，病者每不知其何故，医必询问有因无因，或因跌扑闪错，或因感冒伤寒，或因大病之后，或因恶毒先现大肿者。

如大肿如木；必大烧大热，必因错闪跌扑。

如大肿大烧即鲜红者；必因恶毒报信。如大肿微热而不红；不思饮食，必因病后气血虚弱。

如大烧热，仅肿而不坚硬如木者，必因感冒所致。

【注】凡是局部突然肿胀，患者不知何故，医者必须仔细询问患者相关情况，以便明确病因，是因为跌扑扭闪，还是受外邪影响，或是大病之后气血虚弱，或是外感毒邪出现肿胀。

如果肿物质硬，伴高热，系因跌扑扭闪。如果局部红肿热痛，必因外感毒邪。

如果局部肿有微热不红，不思饮食，必因久病气血虚弱。如果全身高热，局部肿而不硬，必因外感感冒所致。

跌扑损伤肿者为水肿，按下成坑，放手便起，按不透骨，皮不发亮，此顺症也。

如大肿而发光亮，口亦大渴，按下成坑，放手久不起此为变证也。

如因大病后而肿者为虚肿，按下放手便起，按亦不紧，概系松泡之肉。

如大恶毒当现，先必大烧大热，畏寒一二日，始见一处发肿，因风吹火乘，某处有隙，即于某处有毒成头，口亦大渴。

【注】跌扑损伤致水肿，肿胀处按之凹陷，放手则复起，按压阻力较大，肿势不剧烈，此为顺证。如果肿而发亮，伴口渴，按之凹陷，放手不起，此为变证。

如果久病后气血虚弱，易现虚肿，按下放手即起，按压阻力不大，系因软组织松软。

如果外感毒邪，早期必发高热、畏寒，一二天后肿胀出现，系因外感加火毒炽盛，在组织间隙处因化腐成脓，常伴口渴欲饮。

俱应内服药饵，外施手法，揉推。推散退肿。揉法当先，推次之，即或不散，必是毒重。须择成头处，不应正穴道，倘正中穴，尽可移于别处。

【注】以上症状俱应内服药物，外施手法，以揉推为主治疗，推散肿消。先施揉法，再以推法，如果未完全消散，要考虑毒邪炽盛。应选择成脓处施术，但不宜在脓头处操作，可于周围治疗。

十不治症

一、颠扑损伤入于肺者，纵未即死，二七难过。

二、左肋下伤至内者（伤心脏）。

三、老人左股压碎者。

四、肠伤断者。

五、肩内耳后伤透于内者。

六、小肠下伤内者。

七、伤破阴子者。

八、脉不实重者。

九、证候繁多者。

十、血出尽者。

以上皆危证，不可轻易动医，以免病危而终，反责怪医生不是。（注：上述十症系当时受科技、医术之局限，现多可西医手术治疗。）

【注】损伤致肺栓塞难挨过半个月；心脏损伤者；老年人股骨头粉碎型骨折；肠断裂伤；肺尖损伤；直肠损伤；外生殖器开放性损伤；脉微欲绝者；多发性脏器损伤；失血性休克。

以上病症均为危急重症，应思虑全面后施治，以免出现生命危险，患者家属责怪医者治疗不当。

传承新语

现在中医骨科书籍较多，其中部分手法、固定、药物较桑氏骨科的办法先进，但桑氏骨科有很多技术和方法是早期或别家所没有的宝贵遗产。如手法中接胸背肋骨的背法；陈旧性股骨头后脱位的复位之方法。用中药治内脏伤的竹七汤，治习惯性脱位的玉竹强筋汤是独门特效药。桑氏骨科膏药，仍为万州中医院所使用。我女儿向东方任院长时，四川省卫生厅（现四川省卫生健康委员会）曾指示万州骨科医院总结该膏药的效果。现在万县中医院的中医正骨技术是由桑家传万家，万家传谭家再传到万县中医院的。

桑氏骨科手抄本，外姓传抄的较多，开县黄家，万县万家等。五桥牟姓一位农民在旧书摊上买得桑家一手抄本，现在行医，小有名气，希望桑氏骨科不要失传，代代都要有一至二个精于中医骨科的传人，能名镇一方，手到病除。建议族人中有热衷于此道者，努力学习，传承子孙，不能传子孙的也要传一个桑姓者，以便世代传承下去。天埴公之书全靠祖传记忆，当时无任何参考资料，全凭自己的技术与理解记录成书，望后人重视。祖先为此书费尽心血，但现在桑姓者没有一家有较完整的资料，反而出自亲戚家、弟子家。我们在搜集资料和校注过程中花费了很大力气和心血才整理完此集。

学习桑氏骨科，首先要有志于此道，聪明伶俐，有较高文化水平，这是基本条件。先要参考中医骨科书，对照教学用骨骼模型图（教学仪器厂有售）及人的实体，了解骨骼名称、位置及作用，学好基础知识，再学习各家的著述。这些书图文并茂，用的现代名称，浅显易懂。如广东刘寿山的正骨经验、福建林如高正骨经验、四川体院郑怀贤的伤科诊疗等。边学边实践，不断总结，形成自己的经验。特别要虚心，谁有本事就向谁学，要精益求精方能著手成春。

现将我们多年来的正骨体会初步整理于后，其他各家有的，我不赘述。

一、诊断

诊断是对患者作调查了解的过程，也是为治疗作准备，同时初步拟定治疗方案。须态度和蔼亲切，在体贴关心病人的基础上取得病人合作。务求仔细，准确必须做到"知其体相，识其部位，一旦临证，机触于外，巧生于肉，手随心转，法从手出"。

1. 望诊

望患者神色、健康状况、判断损伤程度与安危，决定能否立刻施手法，若遇体弱，大出血休克，虚脱或者严重脑震荡时，必须及时抢救。稳定全身情况后再施治。

望脸色青紫，口唇苍白，脉博微弱呼吸减慢瞳孔反射迟钝，四肢发凉，即是休克症状，立即抢救。

桑氏正骨心法

望瞳孔变化是脑损伤的重要体征，先比两侧瞳孔大小，再用电筒分别照两眼观查收缩情况，一侧瞳孔逐渐放大，说明颅内出血，两侧放大反光消失眼珠固定是病危象征。

望年龄性别，如老年股骨颈骨折，小孩青年则罕见。

望体质之虚实，施治时虚则补之，实则泻之，热则寒之，寒则热之，全身与局部结合治疗。

望体态动作，望创口，望肿胀瘀血，望畸形，判断损伤部位和类别。

2. 问诊

问年龄，籍贯，确定整复方法及用药轻重。

问外伤史，时间经过，暴力种类等，了解受伤部位，性质与严重程度。

问以往病史，有无其他疾病，便于用药。

问疼痛，问发病日期及治疗经过，如昏迷后有过清醒是否有颅内出血，应注意。

问伤员自觉症状，受伤部位及有无憋气呕吐，尿血，肢体麻木等情况。

3. 闻诊

听呼吸是否正常，如伤员口唇青紫，呼吸困难或异常呼吸（过慢，时快时慢，吸气深长或呼气短促，肺部有痰鸣，肺呼吸音减弱或消失）说明呼吸道有损伤，必须及时查明抢救。

听说话声音，了解精神状况。

听骨擦音，判断是否骨折。

听骨传导音，轻叩远端，听传导音与健侧比伤侧叩击音弱而调低，则是骨折。

4. 摸诊

摸诊辨别骨折，脱位，关节，肌腱，韧带等病变，极为重要。

摸诊时要仔细，禁止摇动，以免加重损伤，摸诊时要全面进行，由全身到局部，由局部到整体。

摸诊顺序，先上肢后下肢再胸肋脊柱。

摸诊内容，皮肤温度，压痛畸形，骨擦音、异常活动，长短对比，注意开放性骨折，要处理好伤口。

摸局部有压痛与间接叩痛判断是骨折或骨膜损伤。

5. 切诊

外损多实证，脉象以大洪实紧为顺，小微虚涩为逆。

创伤出血过多，脉象相反，以小微虚涩为顺，大洪为逆。下肢切跌阳脉，六脉模糊不清，预后不良。

6. 量诊

竖量长短，围量大小进行对比。

关节活动幅度测量，人体各关节正常功能活动幅度。

头颈部：前俯后仰 35°，左右旋转各 45°。

肩关节：平举 90°，后伸 45°，屈肘内旋 80°，外旋 30°，高举与下垂 180°。

肘关节：屈肘 140°，屈肘握拳前后旋各 90°。

腕关节：屈肘平掌屈伸各 45° 左右，内收外展各 35°。

腰部：屈曲 145°（腿贴腹），后伸 45°，左右侧屈各 40°。

膝关节：屈曲 145°，过伸 10°。

踝关节：屈伸活动 45°。

7. 辨证

（1）大肿如木，必大烧热，错闪跌扑。

（2）大肿微热，不红不思饮食，病后气血两虚。

（3）大烧大肿，如木硬，感冒所致。

（4）肿按成坑，放手即起，按不透骨，皮不发亮，顺证，反之，口大渴逆证。

（5）苔黄（无苔）有热，苔白有寒。

二、手法

触摸：由轻而重将肿胀摸捏软化，做到手从心转，法从手出。

拔伸：微微抖动，拉开重叠骨位，牵引拔伸时，要由轻至重，慢慢用力，同时微微抖动，这是我多年的经验。抖可以麻痹病人减轻痛苦，可以自动理顺筋络，使小碎骨还原，可以使错断顺理成章初步复位，拔伸抖动加按、捏、揉、摩法至为重要。

按压：使凸者复平，按压还原位，脱臼复位。

提托：提托患处使陷者复起。

推挤：用手指手掌推挤断端或关节头，按照功能位使之复位。

摇转：脱臼伤筋多用。

捏分：捏分两骨间隙，如尺桡骨及胫腓骨。

反折：牵引后少量重叠要反折才能复位，即折一下加大缝隙，再使断端复位。

理筋：骨折脱位手术完后，要由上而下反复按摩舒筋，使血液循环正常，早日消肿恢复。

第一次手术后固定往往因肿胀太甚，如保养不当，效果不是百分之百，因此七天后第二次换药检查再固定是特别重要的，后学者应注意完全复位。

三、固定

敷药要匀，用小夹板固定，动静结合加速骨痂形成。

1. 夹板

可以买，可以做，特别重要外固定的几个夹板要重视，如下。

（1）尺桡骨折的扶手托板：板长等于前臂长，前端中央钉一木桩，患者手握木桩，使该手掌不能向下扣，保证不移动，有利于骨折复位后的固定，用三角巾吊挂颈上。

（2）直角托板：对胫腓骨折和踝关节损伤固定后再放在直角托板内（角要大于100度），既可以小范围活动，又限制脚的左右摇摆，更有利于固定修复。

（3）肘关节脱位伴有肱骨下端骨折用铅丝托板：八号铅丝作架子，用小铅丝织网，再用纱布包好使用。

（4）手指手掌斜形骨折牵引器。

（5）股骨颈及股骨干骨折大固定病床。

（6）纸垫（固定垫）：因势自制，以利固定。

2. 固定方法

扎带用1cm宽的布带，选好夹板，有的还要塑形。敷好药，垫上纸垫放好夹板，先捆中部，再捆上下。松紧适度，以能上下推动一厘米为宜。必要时还要加外固定，如上肢骨折或下肢骨折都要用外托板，固定后要经常检查，过紧过松都要调整。固定要配合锻炼，7~10天换药一次，35天至多50天解除一切固定。

桑氏正骨心法

四、练功

功能锻炼，是疏通经络，避免软组织硬化，加速愈合，恢复正常功能的必要活动。

早期：上肢伸屈手掌，手指反复握拳伸展，下肢则做踝关节屈伸活动，脚指伸屈，股四头肌舒缩活动。

中期：照前活动加托手屈肘，下肢则床上抬腿。

后期：解除固定配合熏洗，上肢爬杆，拉吊绳，下肢慢慢走动，使之恢复功能。

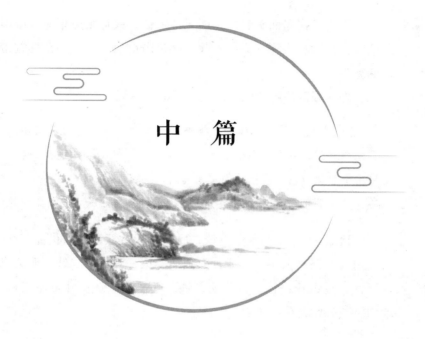

中 篇

头 部

头内骨伤损而破者，外面无他考证，或耳眼鼻来血，或出脑髓，头肿、头痛、头抬不起，必是内伤损其骨，用布帕绷带捆缠头上。

内先服荆防败毒散一二剂，忌油、忌风。

【注】颅骨骨折，体表无损伤，无其他症状（耳眼鼻有溢血、见到脑组织，头部肿痛，活动受限），必然是体内原因导致骨折，可用干净棉布或绷带捆扎固定头部。

先口服荆防败毒散汤剂 1~2 剂，同时禁食油腻之物、禁吹风。

接服：（重要剂量单位钱，后同）玉竹五钱，结茯神三钱，老川芎二钱，条羌活三钱，大独活三钱，香白芷二钱，明天麻三钱，金银花二钱，竹柴胡二钱，藁本片二钱，寸麦冬三钱，酒黄芩二钱，荷叶为引。

藿香正气散

藿香、白芷、腹皮、紫苏、茯苓、陈皮、厚朴、桔梗、甘草，有头痛头肿当茶吃单，同冰糖，橘红浓煎。

【注】上症出现头部肿痛则用藿香正气散加冰糖、橘红煎煮，取浓汁当茶饮用。

西洋参四钱，蜜黄芪五钱，当归首四钱，结茯神三钱，炒枣仁三钱，寸麦冬三钱，建莲肉三钱，制乳香三钱，制没药三钱，炙甘草一钱，桂圆肉五钱，水飞朱砂半钱。

按此症内骨损，口鼻不来血，皮亦未破者，服前三单而有易痊须要谨慎风寒，节饮食自可。如已破皮，及骨破，或骨穿眼，不论已岔（音"眼"洞也）大小，流出脑髓者，多不治，最易殒命，如能调养尽善，并加着意谨忌风寒，间或亦有痊愈者。（良燕注：小孩头碰撞起凹，可用提骨膏：大黄十钱，苏木五钱，广木香六钱，葱白适量。）

【注】上症骨折，口鼻没有溢血，头皮没有破损者，服用前三剂汤药有效则要充分保暖，并控制饮食。如果出现头皮破损，甚至颅骨骨折或颅骨穿孔，不论穿孔大小，有脑组织暴露者，则治疗效果欠佳，容易导致死亡；如果调养合理，并且细心照顾，保暖得当，也有治愈的可能。

传承新语

1. 鼻骨骨折

（1）用筷子包纱布伸进鼻腔上挑，外提摸复原，敷药。

（2）捏病人鼻孔，使之不能出气，病者用力鼓气使之复原，敷消肿去痛膏几日即愈。1937年桑鹤年在开县中学读书，球场上同学甩手将其鼻骨打断，呼吸不畅，当时其父桑满云在开城戒烟所被强制戒烟，鹤年去父亲处求治，满云伸手捏住其鼻，大骂他不小心，鹤年一惊一退，气一鼓鼻骨复位。

2. 小孩跌凹头部，在病者神志清晰下，用"提骨膏"外敷，可使复原。1969年双江中学老师余礼贤之子两岁时跌倒前额出现一小坑，我用此法治愈。

桑氏正骨心法

落下扒牙腔窖骨

（即下腮、下颏、又颊车、颌骨）

凡落下扒，一由气虚，一由风气不能收束关窍也。多落于语言不谨之人，治法有二。

拿投法，病人端坐低凳，背后一人，将病人之头捧端正，医者以两大指入口内，按在大牙尽头处，外两手之四指，拿住牙腔骨一齐用力，往下一按，复向内而上，一手送上，即投入原位，此拿投法也。具体操作法，即用纱布包大指，双手拿下扒，下退上挂即合（良燕注）。

拍接法，病人照前样端坐捧正，以铜钱六文或七八文，用绳子扎紧二砣，共需制钱拾余文，另用小索连系，一头一砣，医者即以钱砣，安于两边尽头牙上，令病人咬紧其钱，系钱砣之索，带于手指，医以一手胎于下扒尖上，一手拍其下扒之下尖，一拗即投接如故。务加以揉抡数次，即用布条系下扒于头顶上，如口不自开者，先揉牙腮处之面上百十下，多揉自开。

【注】颞下颌关节脱位常见病因有两类，一是气虚；二是外感风邪。多见于说话吐词不清之人，治疗方法有两种（适用于前外脱位）。

拿投法：患者端坐于矮凳上，助手站于背后，将患者头部扶正固定，医者以双手拇指伸入患者口腔内，指腹按在磨牙尽头处，其余四指于脸颊两侧抓住患者下颌骨，先拇指下压，双手同时用力将下颌骨向后上方推送（如只有一侧脱位则一侧手用力操作即可），听到弹响声即复位成功。

拍接法：患者端坐于矮凳上，取铜钱六至八枚，用细绳穿孔捆扎，制成两捆需十几文钱，另用细绳将两捆铜钱连接起来，一头一捆，医者将两捆铜钱分别置于两侧最里侧磨牙处。嘱患者咬紧铜钱，医者以一手牵连接绳，另一手置于下颌尖端，向上拍并提动尖端。下颌骨向后有轻微弹动感、口张合自如即告复位成功，务必在两颊部旋揉数次，最后用宽布条兜住下颌骨并在头顶处打结系紧，如果口不能张开，可在两颊部揉摩百次，即可张口。

按此症宜内服加味益气汤：蜜黄芪三钱，蜜党参三钱，焦贡术三钱，全当归四钱，酒竹柴三钱，酒升麻三钱，骨碎补三钱，毛化红（化橘红）三钱，炙甘草，煨姜，大枣为引。

传承新语

下巴掉，多是半边下掉、歪斜。手法时术者双手大拇指缠纱布伸进患者口腔扣住大牙，其他四指在外握住下颌，术者双手拇指先下按，次向外退，再向上前进，最后往上推四过程。

颈项部
（颈椎）

从高处倒触坠下，将项插入腔内者，必用提法，以一人在病者前面端捧其头，侧边各人制其身，医以膝头击其背，或用大炮响声在病人背后使其不觉，一惊即出。

【注】从高处坠落，头部着地，导致颈椎压缩性骨折者，治疗以拔伸法为主。患者端坐，一名助手立于前侧双手平抱患者头部，两侧需助手固定其身体，医者以膝部叩击患者胸背部，或者在患

者不注意时突然放出炮响声，患者受到惊吓亦可复位。

颈项被人用棒横打下磋者，当即一人端提，医两手捧错处移上磋，亦须摸、按、揉法施之，否则命在旦夕。

【注】下位颈椎后侧受到外力作用的患者，应立即让一名助手平抱其头部，医者两手握持患者颈椎错位处复位，同时在局部施展摩法、按揉法。若治疗不及时则有生命危险（此种治疗应配备助手一名）。

颈项跌坠，其头低垂不能抬，必是后磋骨伤、错、移三病。治法医以一手弯正抬病人下扒之尖，其掌捧病之头，又以一手捏定子，拳捶其患处愈捶愈抬计数十下，或百余下更佳，复掇其骨，捏按以合缝，不用帮手。

颈项扑伤，其面仰，头不垂，是后颈榫向前错，治法同前。

【注】跌倒等导致的颈项部屈曲位损伤，症见颈部屈曲畸形不能自主伸直，必然是下位颈椎骨折、错位及移位三种情况。治疗时应一手掌扶下颌部，另一手握拳叩击患处，边叩击边抬下颌部，反复数十次，次数越多疗效越好，然后用手捏住患处，按压使其复位，不用助手。

跌倒等导致的颈项部伸直位，症见颈部伸直后仰畸形不能自主屈曲，必然是颈椎向前移位，治疗方法同前。

以上二处受伤手法：左手抬，用右手捶项边大筋。右手抬，即用左手捶大筋，复用手掇拎错榫之周围，揉按其复位。

看头之低仰，不用手摸，随骨之错椎，便知椎之如何错折，相头之低仰，便知筋之或长，或缩，或聚，或强，总不外乎揉、推、端、提、抡、按等法治之。

【注】以上两种损伤，以手法治疗，左手抬下颌，右手叩击颈椎棘突两侧软组织，也可左右手互换。然后用手捏住患处，按揉使其复位。

观查头部的被动体位，不用手摸心会，根据颈椎的凹凸情况，可得出是何种方向错位，亦知颈周软组织出现何种改变，治疗上不外乎揉、推、端、提、拨、按等治疗方法。

背脊骨部
（即脊椎骨，又名膂骨，俗称脊梁骨）

脊骨上自大椎骨，中间第十四椎，十五椎，十六椎名腰骨，下至尾骶骨（又名尻骨）尽尻骨之端，其形如竹鞭，一条居中，其中共二十一节，上载两肩，内系脏腑，其两旁诸骨，附接横叠，而弯合于前，则为胸肋也，凡一条龙，一朝损伤，或撞痛，当以揉推之法，施百余下，或数百下，揉得愈久愈善，后无变症之患，否则一旦见形，已成一凸，下大上尖，自第五节以下，或易调易治，便于施手法，又好用夹器。

上五节不易施治，切不可轻举妄动，必审详细，系第几节骨，或爆出，或陷下，或正或不正，再清其病者之原，此系如何跌法。或撞伤，或打伤，以意揣之，将病情思量停妥，然后下手施治。

桑氏正骨心法

【注】脊椎骨上起自大椎，第十四、十五、十六椎称腰骨，向下至尾骶骨，其外形如一根硬鞭，位于后背正中，共有二十一节，能支撑双上肢，连结稳定体内脏器，两侧所连骨骼，横向呈弧形向前走行，并于前胸处连在一起，即为胸肋骨。脊椎骨如有损伤或撞伤，应以揉、推的方法治疗，可施展数百次，治疗越久效果越好，不易出现后遗症。如果一旦出现形体改变，后凸畸形，则自第五椎以下相对容易调整治疗，也方便固定。

脊椎骨上五节出现损伤治疗不易，不能轻易施治，须先诊断清楚，是第几节椎骨，此节椎骨出现何种损伤，明确病因，推导出病情的演变，做到心中有数，全方位的了解，最后制定治疗方案并施以治疗。

其上五节治法，须照抵爆骨头之法，下手略轻些，由轻而重，由浅而深，只宜周围，不用手法于凸上，务须过细斟酌，千万不可一手成功，非下十六节可比，医家治此病，时将病人两手高举数十下，或百余下，多多益善，使筋骨全舒，病者两手平排，两边各一人将病手扯正，一人将头端正轻提，医手频频揉筋，令其和软，轻轻推按其骨之紧松，或每日一次或二三次，务贵有恒，病轻者十余日，或数十日，病重者必数月之久，或有愈而难痊者，必年余始痊可，临痊愈之时，医手亦须先按其筋，揉推数十下，再按其骨，徐徐用力，使骨合缝，其背膂始直。

其下十六节，若遇损伤，日久遭其变病之苦，瘀血凝结脊筋拢起，骨缝必开，则成伛偻之形，医治之，初时，仍照前法，先揉耐久，使筋和软，然后下手，不过较上五节之力重些，二三次即令平正，用以夹器，裹布缚紧。

【注】脊椎骨上五节的治疗，须参考椎骨骨折，施术时动作要轻柔，由轻渐重，使力量逐渐深透，而且只能在损伤周围进行，不能直接在损伤凸起处操作，务必谨慎进行，不可直接推按使其复位，与下十六节椎骨治疗要区别开。医者治疗此种疾病，不定时将患者双手高举，每日可达百余次，越多越好，能让全身筋骨舒展。患者双手平伸，两侧各有助手牵伸，一名助手将患者头部平端向上牵引，医者在局部按揉软组织，让其松解，轻轻按压凸起处再松开，每日一次或三次，务必坚持治疗，病情轻者数周痊愈，病情重者需治疗数月。如有难以痊愈者，则需治疗一年以上，待基本痊愈时，医者还需在患者损伤周边软组织揉推数十次，再按压凸起处，逐渐用力，使其复位，胸背自然挺直恢复原状。

脊椎骨下十六节若出现损伤，病程越久则症状越重，瘀血聚集局部致软组织受压紧张，骨间隙增宽则易出现驼背畸形。医者治疗早期仍然采用前法，先持续揉按放松，然后按压复位，力量较上五节稍重，两三次即可，后用硬物固定，棉布包扎紧束。

一条龙不拘第几节，一经跌断，或打断如截者，骨高者，平覆睡于硬板床上，两头各一人将手足扯紧，（由轻至重，边轻抖边扯），医手平按下去，如法捆缚。

如脊骨陷下者，用背背起，背者之手，扯病人两手胫，令一人两手扯病人两足胫，往下一用力，医手即擒住断处之皮，向外一提，以手拍其上节，令背者一掬而抖，医者再以手乘其势而拍其骨之高矮，自必合而为一，捆缚如法，易于痊愈。

【注】脊椎不管第几节，只要出现损伤骨折者，或出现截瘫，椎骨后凸畸形，应俯卧硬板床，头脚各站一人，相反方向牵拉手足，牵拉力量由轻到重，牵拉同时轻微抖动，医者在患者持续按

压，复位后以硬物固定并捆扎。

如果出现椎骨前凸畸形，让一助手背起患者，并牵拉患者双上肢，另一名助手牵拉患者双下肢，牵拉方向相反，对抗用力。医者一手捏患处皮肤上提，另一手拍击患处上端，第一助手背负患者弯腰抖动，医者顺势拍击椎骨高突处，使局部平复，复位后用硬物固定，棉布包扎紧束。

背脊骨，大凡跌伤，当时以揉法施百余下，或数百下，不拘数目，以多揉几时辰为佳，久揉自愈，轻揉耐久，自有小推见功，否则当时仅痛，似无损于骨，殊每日气血行于患处，为之一阻，日积月累，渐渐患处骨节长高，缘脏腑系于背之肺俞穴，患处渐高，前面肚眼渐窝，名曰挖瓢，肋骨亦崩高，甚至口角出白涎泡，腹中胸堂，一概气结，足不能行走，走则偏跛诸败症相见齐，似乎不能调治，病者体气，精神、饮食一概俱强，毫不见弱，均可调治。

治法以一人身子高长者，将病人背起，两手扯病人两手上节，又一人将病人之头端起，又一人轻轻用力扯两足胫，医手按其病者患处之周围，推、揉、掇、按数十下，不可施手法于凸上，恐伤其皮，复用两手探其前后肋骨，搜其肋骨头缝处，概将正身骨缝，搜放松活，贴以膏药，用布裹缠，又以治法之器具，安放裹布中层，数日一催，数七日换夹器，量病势换用，甚者必三四次，照患形势，更换器具，乃可平正。

外施以舒筋和血散瘀之手法，内服舒筋和血通行经络之药饵，忌食干燥生冷之物。

【注】脊背部，凡是跌打损伤，应当施展揉法百余次，甚至越多越好，可不定时按揉，多揉可自愈。随着揉按次数增多，疗效

也会随之显著。如果不加处理，在损伤初期可仅有疼痛，貌似没有损及骨骼，然而每日气血循行至患处易成拥堵，失治时间日久，患处渐渐出现隆起。原因在于脏腑在外联络背部相应腧穴，尤其气机不畅，相应患处腧穴气滞，逐渐高凸，腹部凹陷，形似瓢状，肋骨外凸，甚至口吐白色唾沫，无论胸腹，均有气机阻滞的感觉，行走吃力，越走则呼吸困难等症状越易出现，呈现出难治征象。如果患者气色、精神和饮食正常，尚未出现衰弱征象，则均可调治。

治疗方法：找三名个子高的助手，将患者背起，双肘勾拉患者双上肢，另一名助手轻提固定患者头部，第三名助手牵拉患者双下肢，医者双手置于患处周围，以推、揉、按法操作数十次，不能直接在患处操作，避免损伤皮下组织。然后双手触摸肋骨，找到其肋骨错缝处，手法复位并在周围施以放松类手法，外贴膏药，用棉布缠绕包扎胸肋部，包扎几层后加固定器具，器具外再包扎数层。每日观查调整，一周左右根据病情发展更换固定器具，症状重者需更换三四次，最终可痊愈。

外治以舒筋和血、消肿散瘀手法为主，内治以舒筋和血、通络止痛为治则，忌食燥火、生冷的食物。

脊骨上五节，一经跌打已久，现出芦节，周围骨缝，如生成一般，一面施以手法，一面用外治之法，使骨缝处仍然活动如常，手法一到，便易逗榫，外治者夹器也，捆缚也，攀索法也。

攀索法，用一粗索，搭于高处，两头各系一篾圈，按病人之两手高低，试其合适，两手一上一下，每天舒扯几次，每次往来几十遍，或几百遍，必使筋骨俱松，胬肉俱散，芦节渐平，然后用以手法，何难之有。

脊骨下十六节，如因跌伤及损，当将骨节爆出者，一手即平，如日久者，治法不同，又不与上五节之背法同，只可用木硬板床，下垫棉被，病人覆卧平正，两头掀盆骨处，各一人各用大力扯紧，医者先揉推，后抢按，一手即平正，捆法用一封书的平正宽大夹器，当中夹捆，数日一催，平正后，以养老定性为度，始去夹器，去后再贴膏药，其脊骨夹器各图形，附绘卷末。

【注】上五节椎骨，出现陈旧性损伤，局部凸起畸形，周围软组织相对性内陷，似先天性畸形。应放松类手法与外敷药同用，使周围软组织松弛，在手法的作用下容易复位，外用夹器固定并包扎或用攀索法。

攀索法，即用一根粗绳，横挂于一高处，两头各系一圈环，长度根据患者上肢长短确定。患者双手握持圈环，一上一下，每天牵拉几组，每组往来几十次或者更多，可使患处周围软组织放松，气滞瘀血俱散，凸起畸形平复，最后施以复位手法，简单易行。

下十六节椎骨，如果出现跌打损伤，局部立时凸起畸形，手法复位即可。损伤已久，则治疗方法不同，和上五节损伤的背法治疗也不同，只能卧于硬板床上，需垫棉被，患者俯卧睡正，一人双手穿过患者腋下固定躯体，另一人双手握持患者足踝部，均用力牵拉，方向相反，医者先在局部揉推，然后旋按凸起处即可复位。用一封书大小平整木板作夹器，于包扎中层时使用，数日调整一次，待凸起消失后，以不影响局部功能为标准，取出夹器，外贴膏药。

脊骨高突

凡脊骨上四五节有损伤，不期二三四五节，陡然一节高起如凸，似斗笠形，不拘一年半载，下手医治。以一人身长者将病人背起，两手扯住病人手胫，又一人捏住病人两脚胫，比齐，稍往下扯抖，医手然后从患处周围揉推，使肉骨脐芦俱松活，贴以膏，淡淡捆缚，必三四次渐渐加力用功，不用捆缚时，必见比前稍平，又陆续加功，不求速效，只要回头，不向外长，自是见效，病势大者，用两满手揉推，病势小者，及病者小孩，或体弱者，均该以两大指用力，总宜无过不及，过则伤患处，不及则无益于患处，如稍见功，必揉推久，则有益于患处，日进一日的功夫。不宜力重，医此症，务常舒周身经络，使气血通行。筋舒血活，自易痊可。

但凡脊骨逢节高起者。说者谓其长疱、长毒。此言最易误事，要知节骨突然高起，按之是骨，明明骨节现出节数，何以为疱毒，认证病症。下手必由远而近，由轻而重，使周围肌肉松弛，陆续医治，无不痊可。

【注】凡是脊椎骨上五节出现损伤，不论哪一节，突然向后凸起，形似斗笠状，即使发病已有一年多，也可医治。一名个高助手，将患者背起，双肘勾拉患者双上肢，另一名助手牵拉患者双下肢，医者在患处周围施以揉推手法，充分放松局部软组织，外贴膏药，轻轻包扎。此项治疗须施展三四次，并逐渐加大手法力量输出，包扎解除时，会发现凸起比之前稍有回落。坚持治疗，不求立刻平复，只要凸起处逐渐低矮，不向后逐渐升高，自然是治疗有效。症状较重者，双手掌施以揉推手法，症状较轻者，以

及儿童患者或是体质较弱者，应以双拇指为操作部位，总的来说，操作时力量不宜太重或太轻，太重则易出现损伤，太轻则力量不能透达患处。如果疗效已显，则需持续揉推治疗，这样有利于患处愈合，但要坚持治疗。治疗此种损伤，力量施展不宜过重，宜持续疏通经络，畅行气血，自然容易痊愈。

但凡出现脊椎骨明显后凸者，有观点认为是长的普通大包或是邪毒聚集，此种观点容易误导治疗。要知道脊椎骨突然后凸，触诊后明确为骨性结构，并可明确为第几节椎骨，如何认为是长的普通大包或是邪毒聚集，此时应明确诊断。治疗时应由远及近，由轻到重，使患处周围软组织松弛，持续治疗，皆可痊愈。

传承新语

脊柱骨折严重者伤及脊髓神经可引起瘫痪，中医不便治疗，祖先治颈椎之法，现在条件环境不同，不可再用。

如轻微骨折或少量移位，可让患者采取俯卧位，助手三四人于肩脚两方牵拉，并轻微抖动，术者按压复位，敷药固定。可用背法，即助手顺背患者，双手举过头拉患者手，抖动，术者施手法。也可用灵仙止痛酒按摩，对椎间盘脱出效果很好。2013 年一位李姓老太，椎间盘脱出；2015 年 1 月，向姓患者患腰椎间盘脱出，医生判定睡卧不能起床，不能行动。都是桑晓燕配合该药治疗。

现在有很多参考书，注明脊椎构造，可以参考。桑氏祖先正骨注重按揉，且主张长时、长期按摩，此法宜重视。北京积水潭医院一女医师主张反复按摩，破碎之骨自然归位。我的经验是对伤处拉扯牵引，加轻微抖动反复按摩、捏、拿效果更好。

背肋胸胁部

凡跌扑从高坠下，不知有无伤痕，以致昏迷不醒，人事不省，饮食不进，大作呕吐，眼目上视，白眼如鸭蛋清色，气往上升，脏腑里血泡声上涌，预煎竹七单药备用，先施以手法。其法背部自项下起，拿、推、掇、提，俱由上而理下三度，以至海底，搪抵海门（肛门）三度，舒扯玉茎（生殖器）三度，又由下而清上，手法向下运用，不一时血向下行，从大小便出，手法毕，服药一次。

又稳住正身，胸部揉推其肠肝肚肺，反顺为逆，掇于肋骨榫头，按以皮肤肉之合宜，以前俱由上而向下理也，海底极阴之处，又深深抵海门三度，提扯玉茎三度，手法向下运动，自下而顺上，至项下止。

【注】凡是从高处坠落，体表没有伤痕，但患者出现昏迷、人事不省、不思饮食、频繁呕吐、双目上翻，巩膜呈现鸭蛋清色（偏米色），气机上逆，呼吸音较粗，伴呼吸气泡破裂音。治疗前煎煮竹七草（功效散瘀消肿，活血止血，行气止痛）液备用，以手法施治，从颈项开始到肛门为止，以拿、推、压、提法由上至下操作三遍，并按压肛门三次，牵拉男性外生殖器三次。在躯干下端操作是为清散上端瘀血，手法向下运用，短时间内可使瘀血下行，从大小便排出，手法操作结束，服用竹七草液一次。

患者直立位，在胸腹部施展揉推，疏通上下表里。捏拿肋骨凸起处，按压使之皮肤平复，在患者前侧由上向下梳理，直至会阴部，并按压肛门三次，牵拉男性外生殖器三次，手法继续向下梳理，绕过会阴部后沿患者后背向上，直至颈项为止。

清醒后，再加清查，有无伤损，如法治之，再吃药数次。

如体太弱者，宜兼辅正气，即如（参芪汤加山药、陈皮），浓煎当茶吃，随时加洋参、冰糖、橘红更佳。

【注】患者清醒后，再次体查，明确有无其他损伤，如有损伤则辨证治疗，然后再服药数次。

如果患者体质虚弱，治疗同时应兼补正气，可服（参芪汤加山药、陈皮），多次煎煮后可当茶饮用，每天可加西洋参，加入冰糖和橘红效果更好。

洋参四钱，当归三钱，没药三钱，乳香三钱，陈皮三钱，寸冬（麦冬）三钱，枣仁三钱，茯苓三钱，黄芪三钱，淮山三钱，莲米三钱，大枣三钱，桂圆三钱，白米1勺，橘红1个，冰糖三钱。

跌扑无伤，惟气往上逼，致窍闭数日，甚或月余，不能语言者，急用擒、抖、担、抱法，果能如法，不药而愈。否则急用竹根七单之药一二剂。重者加倍多服。

【注】跌倒之后无明显外伤，仅感觉气机上逆，导致昏迷数日甚至数周时间。不能言语者，需紧急使用擒、抖、担、抱之法，手法有效则不需服药可痊愈。如手法无效应立即服用竹七草液几次，症状重者加倍服用。

竹根七四钱，当归尾三钱，赤芍药三钱，散红花一钱，制乳香三钱，制没药三钱，广木香半钱，泽兰三钱，建神曲三钱，炒楂肉三钱，童便，甜酒为引。

（凡内脏痛，都可用竹根七汤，万州骨科医院常用此方。竹根七山上有，药房没有可用田七代。良燕注：此方是其他医家所没有的，至为重要，望子孙重视。）

如跌扑手足麻木不仁，不听使唤，大便秘者，小续命汤主之。

【注】如果跌倒损伤出现手足麻木不仁，不能随意活动，大便干结者，可服用小续命汤。

桂尖三钱，雄片（白附片）二钱，川芎三钱，麻黄三钱，明参三钱，白芍三钱，杏仁（去皮）三钱，防风三钱，黄芩二钱，防己三钱，甘草一钱，生姜三钱，大枣三枚。如手足麻木不仁，脱气者，参附汤主之。

【注】如果出现手足麻木不仁，气脱者，可服用参附汤。

洋参五钱，附子五钱。

背肋胸胁（一）

正身桶子，一经跌打撞伤，凡胸背腋腹肋胁俱伤，以致诸骨不正，或高起或陷下，又或肋断破而未脱欠者，瘀聚凝结，疼痛难忍，低头躯偻，不能坐卧，呻吟不已，急宜用两人扶病者端坐中间，医者立于高处，将病人两手胫提起，往上一抖，如是者三。稍坐片刻，再备攀索法器具，急以绳索挂于高处，用三四人将病人抬起，两手紧攀绳索，轻轻放下，两足离地二三寸，医手复将病人周身前后，用揉、抢、按、提、探、接法，兼用移开手法，一概向下顺用，手法毕，医者将病人两足胫拿定，往下一顿即放，病人两足立地，两手仍攀绳索，医者务再仔细清摸一次，试其患处陷者起否，曲者直否，如已全可，贴以膏药，用宽布裹缠三道，安以竹夹分骨垫于中，外又缠以一二层裹布，捆缚好，自易痊愈（内多服竹根七汤之药）。

如大小便再不通利，宜急用跌扑大成汤（服此药以二便通利为度）。

【注】躯干部出现跌打损伤，范围较广，导致躯干部骨骼错位，体表凹凸不平；或无移位肋骨骨折，局部瘀血凝结，明显疼痛感，被动屈曲体位，坐卧转侧困难，伴痛苦呻吟。应紧急由两人扶患者端坐椅中，医者立于患者背后，脚下垫高，双手抓握患者前臂并上提，上提至极限施展巧劲抖动三次，休息片刻，准备攀索法器具，迅速将一条粗绳悬挂高处，由多名助手抬起患者，嘱患者双手紧握粗绳悬吊两端，助手缓缓撤力，患者自然悬吊，双足离地 7~10cm。医者于患者前后侧施展揉、抢、按、提、探、接等手法，同时分离相邻骨骼，手法自上而下操作，手法完毕后，医者两手握持患者双小腿，骤然向下牵拉抖动，患者双足站立，双手仍然抓握粗绳，医者再次触诊还有无凹凸畸形，是否全部整复。如已整复，外贴膏药，用宽棉布缠绕包扎三层，损害处外放分骨垫及竹夹板，再包扎 1~2 层，棉布末端系紧，自然容易痊愈（多服用竹根七汤药）。

若出现大小便困难，应及早服用跌扑大成汤（服此药到二便顺畅为止）。

陈皮三钱，当归四钱，苏木三钱，红花一钱，厚朴一钱，甘草一钱，枳壳二钱，大黄三钱，木通二钱，朴硝二钱，甘草一钱，白蜜三匙为引。

此法慎用，宜轻不宜重，往上抖往下顿，都要慎重，初学者，不宜盲动，慎之慎之。

背肋胸胁（二）

凡背肋一经打断，审按断或一根，或数根。必确实，然后施以治法，用一人身长大者，将病人背起，双手上举扯患者双拳上手，令背者一掬带抖，医以两手按摸其肋之最上者两边，依次顺摸肋骨各一根，从肋骨生头处起，顺至转前处侧边胁止，清其上根有无断折，每根肋骨如是摸法，自清出断的肋骨确实处，令背者再加一掬，医以两手各按其骨之头，令背者再加一掬，令病人着力鼓气，擒其断肋之皮，一提即起。复以一手掇其所断肋之头，摸其断处合缝与否，倘稍欠火候，再轻轻揉推其断处，自然合缝，如法捆缚。至肋断突出者，须以按法治之。（良燕注：一掬即背者顺断处弯背和腰，使病者断处拉开或陷处复起。医者一手提断端陷下处，一手按断端高处，使之复位，再固定。也可在病床上，病者卧位，助手手提其胸部，医者施手术。）

【注】肋骨背侧骨折，首先触诊确认哪几根肋骨骨折。明确后施展手法治疗，寻一名身高体壮的助手，背起患者，并向上牵拉患者双手，背者弯腰抖动，医者双手自上而下、从后背正中向两侧依次触摸肋骨背侧，在骨折断端处，背者加大前屈角度，医者双手置于断处两端，背者继续加大前屈角度，同时嘱咐患者深吸气，医者捏提断端处皮肉，可使骨折凹陷畸形整复。然后一手固

定骨折近端，另一手轻触断处，判断断处两端是否对合，若有残留移位，轻按或提远端使其复位对合，最后包扎固定。

如果是骨折凸起畸形，则选择按压复位手法。

凡胸肋一经打断或撞断，或跌断，其断法不一，而治法概与背肋相同。惟背者与病人背靠背耳，至用掬法，亦四五次加力背，陷下者提之，高起者按之，复将两足胫胫捏紧。往下一顿，自能陷者起之，高者按之自平。胸背治法皆同。又或断而未脱欠者，同一捆法。

凡胸前突高，如覆一碗形，背脊无伤损。平平如故者，仅胸前因跌扑于地，被物整伤其骨，当时毫未介意，以为未损，不过伤耳。日积月累，血凝气滞，将胸肋骨一概拢起，愈长愈高，久则胸满气骤，倘遇风寒暑湿，则变生不测，甚至难救。医家如遇此类病症，须先用表药一服，酌用麻黄一钱或几分，忌油，即施手法顺推揉擦数十便，每天用手法三次，内服清上膈瘀血之药（归芎桃仁汤）。

【注】肋骨前侧受外力作用出现损伤，骨折类型可不同，但治疗方法与肋骨背侧骨折基本相同。只是背人者与患者需背靠背，也需背者弯腰挺背，不断加大前屈角度，凹陷畸形提拉复位，凸起畸形按压复位，然后握持患者双足部，骤然用力下拉，可使下陷处复起，突出处复平。前后侧肋骨骨折治疗方法基本相同，如有无移位肋骨骨折，只需包扎固定。

胸前侧高凸畸形，形如饭碗倒扣胸前，胸背部无明显损伤畸形，仅胸前部跌倒后触硬物后出现骨折，伤后未引起重视，以为只是软组织损伤，未做处理。拖延时间越长，局部气机不畅、瘀血凝结不散，逐渐隆起，体表肿块越来越大，时间过长则感觉胸胁满闷，气滞不舒，若外感六邪，易生变证，甚至威胁生命。医者如果遇到此类病患，先服用解表剂，注意麻黄用量不宜大，不超过一钱，忌食油腻之物，每日施展理顺推揉手法三次，每次操作数十遍，内服清上膈瘀血之药（归芎桃仁汤）。

羌活三钱，独活三钱，桔梗二钱，枳壳二钱，桃仁二钱，赤芍二钱，红花二钱，川芎三钱，苏木三钱，当归身四钱，甘草一钱，大黄老酒童便浸，合服一剂，过七天又服一剂。

如病已减退，高渐平下，每七天如是施手法服药饵，病更减退，另服八珍汤，去熟地加枳壳、山药、五加皮、木通、花粉，旋用按、揉法，常加功，病自愈，贴膏药，外仍以裹布捆缚。

【注】如果病情逐渐好转，凸起处渐平，每隔七天手法治疗一次，配合服药，易更快痊愈，后期服用八珍汤，去熟地加枳壳、淮山药、五加皮、木通、天花粉；施以按、揉手法，并加强功能锻炼，病情自然好转。外贴膏药后任然棉布捆缚包扎。

胸前被物撞伤损，以及从高处挞下，将满胸骨概行挞损，口鼻俱来鲜血，昏迷目闭，不省人事，其症危险已极，但医家各尽各心，对病家说明，好不居功，歹不背过，略施手法，急用药饵，吉凶不过一时辰耳，如稍见功，即往前进，加以手法，着急进药，伤处仍缚以裹布，小心谨慎调治，或可一转重为轻，转凶为吉也，如服药及手法俱不见效，只要精神清醒，仅大小便不通，急用跌扑大成汤，如服诸药，施各手法，仍然昏迷，不省人事，血水上逆者，已成不治之症。（良燕注：此症宜送条件好的医院急救。)

【注】前胸部遭受撞击损伤，以及从高处坠落，导致胸廓多处骨折，口鼻皆有鲜血溢出，昏迷不省人事，病情危急。医者需将患者病情如实告知家属，取得患者和家属的同意及理解，手法初步整复后急用药物，最佳治疗时间在两小时以内。如果病情有所缓解，则进一步治疗，外用手法调整，内服药物调理，损伤处仍然棉布包扎，治疗时应小心谨慎，才有可能转危为安。如果药物及手法治疗均疗效不佳，只要患者神志清醒，仅见二便不通，可紧急服用跌扑大成汤，服用上方加外用手法治疗仍然昏迷，口鼻鲜血溢出不断，则已无治愈可能。

传承新语

肋骨骨折一般移位不严重，如发现凹陷严重伴随咳血或瘀血，西医手术效果好些；如发现上下错位，断端重叠，可让病者仰卧位，助手双手上提患者背部，动作要慢，待断端张开后术者将高处按下，上下对齐，敷药，加分骨纸垫，外用软纸两叠围胸部大半部分，使伤处居中。再用纱布围胸部数层，像穿背带裤一样在颈上用带挂好，以免下滑，采取挺胸坐位睡。胸肋伤多伴软组织疼痛，内服竹根七汤。桑氏的竹七汤、反背病人接胸肋骨、顺背病人接背肋骨，现在仍是先进之法。但要嘱咐背者注意弯腰的程度，配合术者手术。

燕窝骨

（锁骨）

肩头之前横过，名燕窝骨，上连肩头之侧边，下连胸叉骨（名膪骨），膪疣系于其骨之下旁，故名曰膪骨，如燕窝骨断，其断不一，有中断、头断、尾断者；有榫脱者，其患处必高耸。

治法：以一人将患手背起，让患者挺胸，医手按其断处，再以大指用力，重按使平。再以大指揉按，用大力推按合缝，膏药外布裹缠二层，加以板夹，相其骨之形势，贴肉一面，刻凹形，使与吻合，缠得夹力，腋下仍以布丸胎之，再缠裹二层，布外以绷带系手颈于项下，手心向上，此系一大指得力，治平后，再加以揉法。

【注】肩关节前侧内外走向骨称燕窝骨（即锁骨），外侧连接肩部肩峰，内连胸骨的胸骨柄。如果锁骨骨折，其断处不定，可出现中段骨折、外侧段骨折、内侧段骨折，断端有移位者，患处必出现凸起畸形。

治疗方法：一名助手和患者背靠背，肘挽肘将患者背起，使患者挺胸，医者触按断端，用拇指按压凸起处，使之平复。再揉按局部，两手抓持两断端推按对合，敷膏药后用棉布包扎两层，外用高低垫及压板，垫高侧置于凸起端，再次包扎捆缚，腋下垫厚棉布，用棉布悬吊前臂于胸前，在项后打结。此种方法重点在于拇指有按压力量，凸起平复后，再施以揉法。

传承新语

病者骑坐长板凳上，术者立病者后侧，一足屈膝踏板凳上，膝部抵病者背脊，双手向后拉病者肩头，使胸部后挺，伤部拉开，再捏、拿、提、顺复位后敷消肿去痛膏。加纸槽（用二寸多长软纸，要厚如六连纸，两边卷筒中留一槽），刚好卡住断端两头，再剪厚纸板成型包好。绷带纱布压住捆成"∞"形，即经双肩在背上打叉固定，但易松，病家不便自己重新固定。最好用纱布多层绕圈二个，一圈在好锁骨，一圈在伤锁骨处压紧，背上用纱布将两圈拉紧，使病人挺胸，用三角巾兜好肘部，坐位睡觉。我一生接此伤数十例，无一不佳。

锁骨前三分之一骨折固定时要特别注意三角巾的高低，不使肘部掉下移位。

掀盆骨

（盐判骨，即肩胛骨）

肩头之后下掀盆骨，被物整移，或上或下，或左或右，已离旧所，此骨原覆于诸背肋之上面，投于肩头之后，与肩头紧紧相连，肩动此骨亦动，有时肩动此骨不动。医治此被移之法，先移推用半掇复还原所，再以按力探投合缝，速用捆缚毕，始行放手，否则，仍然移开，须仔细。

【注】肩部后下方为掀盆骨（即肩胛骨），可受外力作用出现多个方向移位。掀盆骨位于肋骨后侧，肩关节内后方，与肱骨头相关节，随肩关节活动，有时可不动。医治肩胛骨移位，先由外

向内推肩胛骨，然后由背后按压使其复位，并立即包扎固定，才能放手，否则会再次移位，须仔细治疗。

肩 部
（肩头名曰吞口）

手之上节曰肘，其骨之上头，投于肩头处，或因扑跌，或因上打下，将肘骨一打，即将上节骨头子，趱入吞口之下，腋窝里，近胁所，不得出来，病手只横运动，不能上举。医治时，以一人两手抱着病人肩头，又一人两手平正向下扯肘骨之下半节，医者以一手带扯肘处，以一手入腑窝里掇提骨头子，向外一拨，乘两头扯势，往外搬出，其骨出于吞口边，不能自投，医者忙用一手，向上一抵，用一手拍揉肩头几下，其骨自投，急用布团，胎于腋窝内，捆缚如法，自易痊愈。手胫处，须用布带系于项下。

【注】前臂近端关节称肘关节，相连接的肱骨近端参与构成肩关节。跌扑损伤或外来暴力，导致肱骨头受撞击肩关节脱臼，肱骨头向内下方移位至腋窝内、肋骨外侧，不能自行复位，肩关节活动受限，不能外展上举。治疗时，一人双手穿过患肩腋下环抱躯干，一人顺势牵拉患侧前臂，医者一手拉患者肘部，另一手在患者腋窝处挤、提肱骨头，助手顺势向外用力牵拉患侧前臂，将肱骨头牵拉至关节盂下方，此时不能自行复位者，医者应及时上推肱骨头，另一手拍揉患肩数次，肱骨头自然归位，马上用厚布垫于腋窝处，患肩包扎固定，自可痊愈。前臂需用布带悬吊于颈部。

传承新语

手法很多，要用最省力，病人痛苦最少的办法。最好是助手下斜拉，术者双手入腋下双大指抵肩骨，八指向外挪一下，即投入。祖先所述旋接旋脱即是接好了又脱位，成为习惯性脱臼，玉竹强筋汤是神效的，可制成药粉，病家少花钱。

两肩头触脱榫

从高坠下，两肩头端插于两大石之中间，两肩头触于两边石上，将两肩头概行触松，则两手及十指俱作无用之物，竟成废手。此证如偏抬左肩头，则右肩坠下，偏抬右肩头，则左肩头又往下垂，此必两边齐治，一齐下手，庶得其全。

【注】高空坠落后，双肩均受撞击致双肩关节脱臼，双上肢活动受限，单侧肩关节外展上举困难，另一侧肩关节下坠，此时必须两侧同时治疗。

其法，病人端坐，医者站立病人背后，将病人两手双抄，交叉捏着病人两手胫，向后一平扯，接往上一抬，两肩头自必一齐上去，忙用中硬外软之团（腋胎），安于两腋窝，外捆以布，自背缚上，交互缠于两肩头，其榫必投。

【注】操作方法：患者端坐位，医者立于患者背后，患者双上肢后伸，医者双手交叉握持患者前臂，同时向后牵拉，感觉肩关节处有松动感后上抬双手，患者双侧肱骨头必可上移归位，立刻用软硬适中的厚布垫于双侧腋窝处，棉布包扎固定，在背部交叉打结，脱臼即被整复。

一肩头插前，近燕窝骨处，照前扯法平正定。医者先以一手按骨头子，又一手拿病手，向内一挽，复在病人背后，将病人两手双超，医者捏手胫，双手向上一提，令一人（助手）换手，医上前，仍照前样按紧骨头子，再用力揉推按紧几下，始用胎垫如法捆缚。

【注】一侧肩关节前脱位，肱骨头位于锁骨下，按照前法进行牵引拔伸，医者一手按触肱骨头，一手拉患手内收于背后，与另一手置于一处，拿患者双手上提，嘱一名助手接手维持，医者立于患者前侧，依照前法按压肱骨头，局部揉推数次，腋下垫厚棉布后包扎捆缚。

肩头之上，担扁担处之骨，被物整断，其肩头必偏坠下。

治法，先以布垫胎于腋窝，后以手从腋下胎上，以一手掇按其断骨，推之合缝，再揉数下，用布裹紧。如手膀跌伤，无论何处跌伤，大红大肿口渴，通身烧热，宜急服：升麻一钱，粉葛五钱，桔梗三钱，前胡三钱，枳壳三钱，防风三钱，花粉四钱，木通三钱，甘草一钱，灯心大团，生石膏五钱（研末）。

【注】肩部掌控手活动的根基称肩膊，又称掀盆骨（即肩胛骨）。

肩关节上部，与扁担接触之骨，被重物压断，患者必然出现沉肩畸形。治法为：先用厚棉布垫于腋窝处，然后一手置于腋窝处上提肩部，另一手推按断骨，使断端对合，揉按数次，用棉布包扎固定。如果肩部跌扑损伤，局部明显红肿，伴有口渴、高热，应尽快服用汤药。

手膀上节

（肩关节脱位）

手膀上节榫头插入吞口之下，日久渐长成绵筋，扯不出，提不出，移不动，推左推右，俱不活动，似生根一般，惟以摇法。其法，一人抱住病手肩头，另一人扯下肘处，手心向上，两头一齐用力，摇上摇下，摇至几十几百下，或再不出，摇后即用一身长力大之人，将己肩胎入病手腋窝里，两手扯住病手肘处，往上一背一抖，其骨头子即出在吞口边，不能自投榫间，还须医者之手将骨头子从腋下胎一手，送投上去，上面以一手拍数下，上下一齐用力，再揉数下，始归原位。

【注】肩关节肱骨头，移位至腋窝下，时日一久则关节周围软组织牵缩，肩关节各方向活动困难，惟能施展摇法。操作方法：一人抱持患肩，另一人向远端牵引患侧肘部，屈肘手心向上，两人相对牵引下带动患肩摇转，摇转数百次，如果局部软组织未松解，找一身高力强助手，在患侧背向患者，以肩部垫于患肩腋窝处，双手牵引患侧肘部，同时助手肩部上抬并抖动，将患肩肱骨头拉至关节盂边缘处，此时不能自行复位者，还需要医者在腋窝处上提肱骨头，另一手在肩上方拍打数次，双手同时操作，局部揉按数次则可复位。

其伤者摇不出，用一人与病人手扯手（即小儿呼为挽箩筐）两人久挽大箩筐，将病手摇松活，上下左右均摇活动，其插入之榫，始易出来，并且有摇四五天者，半摇半挽，又用人背抖，无非骨头松活，其自出来，出来便投榫。

【注】肩关节脱位后，摇转不能复位者，由一人与患者屈肘相扣（挽），摇转患肩，涉及各个方向，患肩肱骨头才容易松动，还有摇转四五天者，同时施展背抖之法，总之要使局部软组织松解，肱骨头脱离原位则易复位。

其背法，病手搭于肩上，好手不得着背，两足离地，背者一人用力，往上一冲，往下一抖，有当时出来者，有再摇始出来者。

【注】背法操作：患者患肢搭于背者肩上，健侧上肢不用搭肩，使患者双足离地，背者用力肩部上抬，同时使患者身体抖动，有些患者肱骨头立时脱离原位，也有患者需再行摇转之法。

传承新语

关节脱位时间长，应先用药液连续熏洗，洗后按摩摇转拔伸，待关节松动方能手术，时间太久须开刀手术治疗。

手膀芦节

大凡芦节，又真又假，时而一二手法，推、拿、揉、抡、按、摸后，当时投入其榫；时而推拿揉，抡半月方散，始能投榫；时而一月、两月，甚至半年手法方散，而投榫者亦有之。或时大费心机，愈治愈变，以至腐烂不堪，甚至变成流注，长成管子，年久不愈，形成养老之疾，残废终生。

【注】关节处硬肿，局部膨大样改变，所致因素较多，治疗时也应加以甄别。有时仅凭推拿手法即可使其消失，关节得以复位，

桑氏正骨心法

时间也长短不一，最长治疗时间可达半年之久。有时费尽心血治疗，病情反而越来越重。严重者局部溃烂，深层组织脓肿，形成窦道，经久不愈，形成慢性消耗性疾病，易导致终生残疾。

芦节不论新久，男子易治，妇女难治，乃其一也；大凡芦节，体壮者易治，体弱者难治，乃其二也；少年青年易治，老年壮年难治，乃其三也；未行经之少女易治，已行经之妇女难治，乃其四也。综前所述，必观其人之气血而定，气足血强者易治，气衰血弱者难治，此必然之理也。

【注】关于关节硬肿的认识：①不论新伤还是陈旧性损伤所致，男性容易治疗，女性治疗困难；②体格健壮者易治，体格瘦弱者难治；③青少年易治，中壮年难治；④月经未来的少女易治，已经行经的妇女难治。综前所述，治疗难易需观查患者气血充盛程度而定，气足血强者易治，气衰血弱者难治，这是亘古不变的医理。

医者对易治者前来求治，必毅然治之，对难治者前来求治，医者事先讲明治症之难之故也，如求医者忠恳，医者亦必尽心治疗，以解人之疾患，培我之功德。切勿草草了事，害人残疾终生，并将手膀芦节效验，难易对比，附录于后，以启后学。

【注】医者对于前来求治的易治者，应欣然全力医治，对于前来求治的难治者，应在事前向患者充分阐明治疗难处及原因，如果患者忠厚老实，必然尽心医治，以助患者解除病痛，积攒功德。千万不要敷衍了事，可能导致患者终生残疾。上肢部关节硬肿治疗验案记录于后，其中难易对比，望后学者仔细揣摩。

臂　部

（肘关节）

肘下之骨头，腕上之骨头，两交处，即道拐也，名曰臂，此处易于错榫，或错出左边去，或错出右边，或上冒出，或钻插下去，审查确实，以一人扯病手上节，另一人端平下节，紧紧扯正，令久扯片刻，医以两手擒拿患处，推按复位，自然伸曲如故。

其推按之法：医以两大指安中缝之上面，用大力向下一按，往上一推，其余八指俱端捧下面向上用力，此时扯下节之人，将病手向上曲提，紧紧提住，医者之手与助手一齐用力，不可先后不齐，恐用力无益。

【注】肘下之骨骼（上臂），腕上之骨骼（前臂），两骨连接处，即道拐也（肘关节），名曰臂。此处容易脱位，可向前、后、内、外各个方向脱出移位，确定脱出方位后，一人牵引患侧上臂，一人牵引前臂，两人相对用力数分钟，医者双手抓握患肘，推按复位，自然屈伸如故。

推按方法：医者将双手拇指置于肘窝处，用力下按前臂近端，向后推肱骨髁部，其余八指提拉前臂，同时牵引前臂的助手，顺势屈曲肘部，并持续上提牵引。此种方法需医者与助手协同配合，若配合不佳，可能都不能完成复位。

道拐处，腕之骨（即尺骨、桡骨，连于肘之肱骨）如遇伤者，务要静坐默揣，自摸其手，复看其书图，只可意会，不可言语形容也。

【注】肘关节由肱骨、尺骨及桡骨连接构成，此处出现损伤，务必沉心静气，仔细揣摩，触诊了解局部情况，配合古籍加深认知，具体诊治只可意会，不可言传。

肘关节错脱不一，先清其源，如何跌法，便知其如何错法。如上节肘骨之头，原靠在腕骨之面上，恐跌时手拐一杵，将肘骨之头，更滑下去，过于原靠处，（尺桡骨后移）向上一推，肘骨头恐挂着不能过去，即用医手向上一抬，边抬边推，自然过去，送归原窠，再用大指按其归位。错脱者最易大肿，如再不趁早接逗还原，势必红肿，以致溃烂不堪，医者务必仔细斟酌，无不顺手。

【注】肘关节脱位可分不同类型，先了解其病因，如何跌倒致伤，便知其如何移位。如肱骨髁部本与尺骨鹰嘴、桡骨头连接，跌倒时地面反作用力沿手传递至肘部，导致尺桡骨近端向后上方移动，与肱骨髁部重叠，此时难以自行复位。医者双手后提肱骨髁部，同时推尺桡骨近端向前，肘关节两侧骨端自然回复到对应位置，再用拇指推按鹰嘴后侧复位。肘关节脱位肿胀相对轻微，而关节脱位伴骨折者容易出现明显肿胀，如不趁早手法整复，极易出现关节红肿、口渴等大热征象，容易出现变证，甚至局部溃烂破口，医者务必耐心斟酌治疗方案，方可治疗顺利。

道拐之骨，一经从高处坠下，又加棍棒砖瓦之类随下，将此处打得皮破肉裂，一见此症，切勿畏难，善体病者之苦，预存怜悯之心，惟恐治之不尽善，善念一存，清创血即止。先逗接其榫，皮破宽大者，继缝其皮，逗缝归一，始上生肌药，贴膏，勿嫌其污浊，病者见医生如此仔细，毫不见恶，病者自然心情舒畅，其病已愈于未治之先也。倘病者见医生有难色，病者反添一愁闷，以为必是我病不治，吉凶未卜。其医生如此者，其病本易治，反为难治；有治者，反成不治。咎将谁归，可不戒欤！临证之权衡，全赖医生一手之巧妙，转危为安，则功多过少矣。

【注】肘部因高空坠落受损，又受杂物坠落撞击，肘部出现开放性损伤。见到此症，医者切勿有畏难情绪，善于体会患者痛苦，并要怀有怜悯之心，唯恐诊疗效果不佳。医者之心一旦明确，清创之后出血可缓解，然后整复骨折或脱位，皮肤破口大者，应予以缝合，使皮肤对合完好，外用生肌散或膏药。不要因局部污浊而不施治疗之法，患者感到医者的耐心细致，丝毫没有厌烦情绪，心情也会愉悦，还未治疗已有痊愈之象。如果患者发现医者面有难色，心情会更为忧虑，以为自己的病难治，心里忐忑不安，会使原本容易治疗的疾病变的困难，可治愈者却疗效不佳。这究竟是什么原因，值得医者反思改正。疾病治疗的好坏，全部依靠医者治疗操作的巧妙，能使患者转危为安，则善莫大焉。

道拐之骨，不拘上下近榫头处，又错榫，又断折，先投其错榫，后接其断骨，仍用夹器，但夹器不可过弯，上节夹上，下节夹下。

【注】肘关节无论远近端，出现骨折合并脱位者，先整复脱位，后整复骨折，外用夹器，远近端单独固定。

道拐骨错榫，未曾接逗还原，不能成芦节，但只大红大肿，口渴烦躁，必变成毒，腐溃成脓等症，以腐烂症治之。如成芦节，必是当时错脱，又经接逗还原，不过筋血未曾舒畅，血气凝滞于患处，故成芦节，仍照芦节本法治之。

【注】肘关节脱位后未行手法整复，未出现芦节样膨大，但局部红肿明显，口渴烦躁，热毒炽盛，肉腐成脓，治法以化腐排脓为主。如形成芦节样膨大，必然是脱位后明显移位，又加之整复操作，局部气血瘀滞不舒，故成膨大性改变，按照治疗芦节治法施治即可。

传承新语

先按摩使关节活动后，助手握患肘中下部，术者朝着斜位方向牵引，左手握肘关节上，右手拉抖患者尺桡骨牵引到位后迅速屈肘使患者手心靠肩，听到响声已复位。注意，一定要将缩后的尺骨头拉出，但千万不能直拉，直拉会增加患者痛苦。此处锻炼时间稍长，拉吊绳爬竹杆都是好办法，必要时用洗药软筋，此处脱位伤筋严重，外敷药后，用三角巾悬吊前臂时不宜屈肘到90°，可屈至110°。

骨折脱位都伴有肌肉、筋络拉伤出血，骨折脱位需要固定，固定会使软组织硬化，不注意就会导致残疾。想要骨折早愈，常用自然铜、骨碎补，它既能使骨折加快愈合，也能使损伤之肌腱筋络硬化，自讨苦吃，这是很多中医不注意的。所以，我在处理新伤骨折是不用自然铜、骨碎补的，固定不宜太久，要及早锻炼。

小儿桡骨头半脱位，多系大人牵拉不慎所致，一定要及时治疗。

道拐子损伤

（肘关节损伤）

又凡道拐子榫错，榫头之骨，又触爆脱一块者（即粉碎性骨折），先宜逗接其榫，后掇投其爆骨，推按还其旧所，外面将患处缠裹稍紧，伸曲自如，始愈。只捆爆骨，不可过弯，如上节爆，捆上节，如下节爆，只捆下节。不可与榫连捆（防止关节硬化）。

【注】肘关节脱位伴粉碎性骨折，应先整复脱位，再整复骨折。复位后用棉布包扎患处，待肘关节屈伸活动正常，提示已痊愈。只捆扎骨折处，肘关节轻度屈曲位，如是肱骨髁部骨折，捆扎肘关节近端，如是尺桡骨近端骨折，则捆扎肘关节远端。不可将同时捆扎关节，以免出现关节僵硬。

肩背掀盆骨，手膀、道拐子等处因跌扑滞久而不活动者，甚至硬成一块如连者，先按骨缝之筋，揉推久而不完好，务必加强锻炼，必以外治扯索法。用一索，搭于高处，两头各系一篾圈，试两手之高低合适，病人两手着圈，一上一下，一往一来，使之骨节活动如故，不药而愈，日计数百次，总计数百天，恒久自愈。

【注】肩胛骨、肩关节及肘关节等处，因跌扑损伤长期未活动者，局部已出现关节僵硬，可先按揉关节间隙处软组织，局部揉推放松后关节功能仍不能完全恢复者，务必加强功能锻炼，可用外治法中的扯索法。用一条绳索，挂于高处，两头自然下垂，各

系一竹制套圈，患者双手握持双圈，双手交替下拉套圈，并调整绳索长短，通过双上肢的交替活动，不用药物治疗也能恢复上肢各关节活动功能，每日练习数百次，功能锻炼越久越容易恢复。

一法，中悬索，系大橙柑二个，病者扶住病手，轮流换打。又法，以病手扯大门拴，徐徐扯，又伸又屈，如是数日，自活动。

【注】一种锻炼方法，将绳索中段悬挂于房梁上，绳两端各系一个橙子，患者健手扶患手，轮番拍打橙子。另一种方法，患手拉扯木门门栓，缓慢推拉，锻炼数日，活动自如。

手 胫
（前臂及腕关节）

手胫与手掌逗榫处，原无扣榫相投，上节与下节逗头处相挨，概系大小筋连住，如遇手颈（胫）有病，医必以左手大二指，捏其手之眼处，使病手试其上下左右能摇动，探病手如何损伤，使用何法治之。

【注】前臂与手掌连接处，骨性连接不太紧密，主要是由周围软组织维持稳定，如果出现腕关节损伤，医者以左手拇、食指捏住掌心和掌背，带动患腕向各个方向活动，探查患腕出现何种损伤，根据检查结果确定治疗方案。

手胫胫错榫

手胫骨榫错男子易治，用医以双手掇于上下左右两头端平扯紧，又捏其上下左右，轻轻扯五指以舒其筋，用竹夹捆扎自愈。

【注】男性腕关节脱位容易治疗，助手双手牵拉腕关节远近两端，医者在前后、内外侧捏挤腕关节，轻扯患手五指舒展筋脉，并用竹夹板固定，自然痊愈。

手胫胫正附骨离脱

手胫正附两骨相并之头子，一经跌挞，将相并之处，挞离错出一股，或附骨，或正骨，爆在一边者，大肿。又或两股离开，俱向外爆出者，未曾断骨，亦大肿，不宜满用硬夹子，只可布条缠捆。

又或错而又断其正附骨者，大肿起泡，各病各治法附后。

【注】尺桡骨远端构成尺桡下端关节，跌倒后受外力作用，可出现脱位，尺骨或桡骨均可出现移位，引起腕部肿胀。或尺桡骨同时移位，没有骨折，同样引起腕部肿胀，此时不宜用硬夹器固定，只能以布条包扎。

腕关节骨折伴脱位者，肿胀严重，局部皮肤出现水泡，不同病情治法附后。

一、手胫挞离正附两骨爆出者手法治法，此症不宜先捏手眼，医左手板向上，端管掌底扯紧，右手大二指将爆出之骨，按而投之，医换左手捏满，右手仍在面上管紧端正，略施扯法一二，不可过，正扯时，右手随掇离开之骨头，投缝处清摩一次，然后用寸许宽布条缠之，布外加以寸长的薄夹子，左右各一块，外以小绷带好好捆之。

【注】腕关节脱位，尺桡骨下端掌、背侧移位的手法治疗。这种情况不宜先捏掌心掌背，医者左手环握腕关节远端，使患腕掌屈并牵引，右手拇、食指将脱出骨端按回原位，医者双手在患腕远近端相对牵扯几次，力量不可过大，操作时右手随时调整骨凸部，并在关节间隙摩揉一次，然后用 10cm 左右宽布条缠绕，桡尺侧外用两块薄夹板，小绷带捆扎。

二、手胫挞离正附两骨俱向两边爆者手法治法。此症一人扯上节，一人手向上扯手掌底，两人俱用双手端平扯紧，医下双手，自两边合投其骨，换左手大二指捏紧，令病人自摇其手，上下左右俱活动，无滞痛止，缠捆夹，俱照前法。

【注】腕关节脱位，尺桡骨下端侧方移位分离的手法治疗。这种情况一人牵拉前臂，一人牵拉手掌，方向相反牵引，医者双手从内外侧行夹挤手法，复位后以左手拇食指捏紧腕部内外侧，嘱患者向各方向活动腕部，活动自如且无明显疼痛，依照前法捆缚包扎。

三、手胫正附俱离开近处，正骨又断折者治法；手接逗断骨，如法捆好，再合投离开之正附骨，外以窄布条缠裹紧扎，不使再离。

【注】腕关节脱位伴桡骨远端骨折的手法治疗。先复位骨折，如上法捆扎，再整复脱位，外用较窄布条缠紧，避免再次移位。

四、手胫正附骨或断一根，或两根齐断，或差错断治法。一根断，两根齐断，俱应短夹子，不宜过长，差错断者，用满夹子，两头俱要管住，此病宜过细审查的确庶不致误。

【注】尺桡骨出现单骨折或双骨折，无论何种情况，均应用较短夹板，不宜过长，若双骨折时骨折线不在同一平面者，夹板需超远近端关节固定。前臂骨折脱位需要仔细审查才不会误诊。

惟女子手胫难治，何也？盖女子每月之天癸至，亏损已极，凡榫错折，投还原位，必经七日来复，女子每月大亏之后，不能满七七，又一亏损，故难治，不但妇人手胫难治，及易成痨疾而不治，甚则溃烂而殒，凡遇此症，可不慎欤。（良燕注：女人手胫比男人难治，是效果来得慢些，恢复时间长些。）

【注】为什么女性前臂损伤难治？是因为女性每月经期有亏损，凡是骨折脱位，复位后需经过七周时间才能修复。女性损伤发生后的修复期内必来月事，亏损叠加，修复较难，女性前臂损伤不但难治，还易演变为陈旧性损伤迁延难愈，甚至局部溃烂而亡，凡是遇到女性得此病，怎么能不慎重呢？

妇女手胫再论

女子手胫被跌打损伤，错闪脱榫，仍还原所，不逢信期则无害，倘正置信期之候，即或当时医治，愈而难全，务必调养尽善而耐久，想无变症之虑，否则自手胫起，至一掌五指，俱长大，长长，长厚似肿非肿，欲溃不溃，皮色淡红发亮，不见大热，口不甚渴，按不变色，亦不成坑，阴症无疑须吃大药，或服阳和汤、十全大补汤、人参养荣汤，当多服久服，或可转重为轻，病根浅者，正气足，无论溃与不溃，均易调治。

【注】女性前臂损伤脱位，经治疗复位成功，不在经期则无影响，如果正好在经期，即便当时医治无误，但较难痊愈，务必长期细心调养，这样病情才可能没有加重风险。否则前臂至手部均膨胀性生长，似肿非肿，欲溃不溃，皮色淡红发亮，皮温不高，按之不褪色，无凹陷感，全身无大热，口不甚渴，此为阴症，需服用大补之药，如阳和汤、十全大补汤，人参养荣汤，长期服用，才有希望病情好转。病情轻者，正气尚足，无论有无溃烂，均易调治。

指掌部

一掌五指，并无大骨，概系小骨凑成，其骨数目，皮裹肉包，难以枚举，以意揣之，上接下生，得心应手，如法施治，医无不灵。

【注】手掌五根手指中，并没有较大骨骼，全由小骨骼构成，皮肉覆盖于外，骨骼数目难于数清，主要由触诊感知，复位成功则易愈合，得心应手，依照这种方法治疗，疗效显著。

又一掌五指，虽是小骨凑成，然榫头错位或骨断，医者勿得轻视，其治法与辨证之大骨榫作对时，均是一样，总不外乎对证施治乃可。

【注】手掌五根手指中，虽然全由小骨骼构成，但是出现骨折或脱位，医者也不能轻视，辨证论治和治疗较大骨骼损伤一样，

对症施治即可。

又一掌板，或反掌，或顺折，又或左右错开，其错骨已离旧所。治法须将病手覆于桌之角上，两头仍用扯紧，一人扯手胫，一人斜掉角扯五指，医手先掇正，后移正，再探按其合缝，再后复按其皮肉骨合宜，贴以膏药，或有木板夹器，内面贴肉处，量病形挖刻，垫以棉花用之（手心用硬木块垫）。

【注】手掌掌指关节出现向背侧脱位、掌侧脱位及侧方脱位。治疗方法为将患手置于桌角处，一人牵拉前臂远端，一人牵拉五指，反向牵引。医者先矫正前后移位，再整复侧方移位，深按使关节完全对合，捋顺筋络，外贴膏药。或用木板夹器，与皮肤接触面，在骨凸部覆盖处，需根据手指情况挖空，并垫棉花防压伤。

手指骨节或断，接好后，用桃树皮去粗皮，取中皮作夹器，外以棉线缠捆，取其此皮之柔软能过弯。如只断得一节骨，连一指俱捆。

【注】指骨骨折复位后，以桃树皮中层作夹器，外用棉线捆扎。桃树皮柔软能微弯曲。如果指骨一节骨折，整根手指都要捆扎。

手指接法，某指损伤，医者手扯其指尖，以一手按其患处，照断或损，如法治之，五指俱同。

【注】指骨骨折复位方法，手指损伤，医者一手牵拉其指尖，另一手按在患处，判断是骨折还是筋伤，依照整复或理筋手法治疗，五根手指均一样。

桑氏正骨心法

五指之骨，自指掌尖至掌底门坎骨止，掌心掌背骨缝，概系大小筋织联为一掌。如掌中有损坏者，须清某指之骨，虽然皮裹肉包，亦当清出各指之骨，将骨排正，还其骨之旧位，否则久必变其溃烂矣，以致骨不能保，随脓而出也。

【注】手部骨骼，从指尖到掌根，掌心掌背的骨缝中，全部由软组织填充。如果掌心处出现损伤，虽然皮肉覆盖包裹，但也应清楚是哪根骨骼损伤，并复位其骨。如长时间未复位，局部必然出现溃烂，甚至侵蚀骨骼，死骨随脓液流出的情况。

手指榫头，易成芦节，或因触气，或因闪错血凝气滞而成，仍以散瘀各法，每天施治二三次，甚者年余而愈，病浅者亦须数月之久而始愈，切勿轻视，如不早治，久必变成流注，或成脱节症而难治。

【注】指间关节容易形成竹节样膨大，是因为扭挫伤后气血凝滞而成，在局部施展活血散瘀手法，每天两三次，严重者需治疗年余，病轻者也需治疗数月时间，不能轻视，如不及时治疗，过久必成流注，或成陈旧性脱位而难治。

传承新语

指掌骨骨折，如系横断骨折可牵引复位敷药，用纸垫分骨，再用夹板固定。手掌骨折要用掌宽的夹板和纱布包好，再压于手掌手背捆好，将大拇指留出固定。如斜形骨折，复位放手后马上又离位，因为筋络肌肉收缩，必须用铁丝架牵引固定。用8号铁丝做成弯头，约一寸宽的部位用纱布缠好，捆于患者手腕背部，折向掌面约120度，准备两条宽0.3寸、长8

寸的胶布，从伤指断端平面、掌心掌背侧分别贴紧，末端贴紧固定于牵引器上，此时指尖离牵引器一端约 0.3 寸，复位后再敷药。

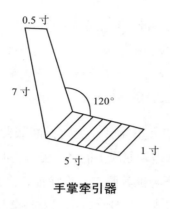

手掌牵引器

手足正筒骨论

两手两足八大正筒骨，跌断如截，或斜签破而断，或断而碎，未曾破皮，只宜先拿次扯、接、投、抢、按以治之。无论断、破、碎同一法治之。

【注】四肢有八处长管状骨，跌倒致骨折呈横断型、开放性斜型或闭合性粉碎型。无论上述哪种情况首先以正骨八法施治。

两手两足，四大正骨，共计八节，在上者系单骨，在下者系双骨，在前者为正骨，在后者为附骨，间或有人无附骨者。

【注】四肢分为八节长管状骨，靠近端为单根骨骼，远端为双骨同时存在，解剖位时靠前者为主干骨（前臂为桡骨），后者为辅助骨，小概率出现无辅助骨的患者。

正骨八节，近榫头处断者难接，中间断者易治，何也？盖近榫头处用夹器，与活动处不相宜，故难治，如骨中部用夹器，一夹必受，稳如泰山，故易治也。

【注】八节长管状骨，靠近关节处骨折难以整复，中段骨折易复位，这是为什么呢？是因为近关节处使用夹板，会影响关节活动，所以此种情况难治。而长管状骨中段使用夹板，夹持力量完全牢固作用于骨骼上，所以容易复位治疗。

两手两足，四大正筒骨，被物拗断如截，筒骨在外一二寸长，皮肉时久挛缩，原眼不能将骨笼进，必用铜钩二个入眼内，两人用力往下奔扯其眼皮，徐徐扯，徐徐按骨头于皮内，如皮扯不满骨头，或欠几分远，则用刀将皮开几分，手快眼急（疾），随按其骨入内，一面逗投其断处，合而为一，用大二指上下揑紧，使骨不致再破，陆续如法捆治。

【注】四肢中前臂及小腿处长管状骨，受外力作用出现开放性骨折并背侧成角移位畸形，骨折断面凸出体表6~7cm，受损后皮肉收缩，创口变小不能回纳断骨，需用两个铜钩伸入创口勾住创口皮肤，嘱两人分别牵拉铜钩末端，向远端缓慢用力，同时按压骨折断端使其复位。如果皮肤牵拉后仍阻碍断端回纳，则用快刀切开部分皮肤，迅速按压断端复位，并使远近断端对应完好，后用拇食指上下揑挤，防止再次移位，复位后如前法捆扎。

正骨外科者，原为接续筋骨而设，每有见人皮破肉烂，骨碎筋断者，便生憎恶，毫无恻隐之心，在病者痛苦难堪，以为一见医生，则我之性命有靠矣。凡遇此症求治，医生如见本难治之病，预存一片易治之心，格外爱怜病者，以安病者之心，然后用大钢夹子五寸长，将碎骨夹排原所，慢慢相成梗块，梗筒，复用缀法，缝其皮肉，继贴大张硬膏药，上以生肌散，外面轻轻薄薄围安竹夹器棉绷带缠之，随时揭开，换药洗患处，仍然照前捆好，无溃不生肌。此症多有筋断见于外，可顺其断筋，上下逗头。

【注】正骨科本就是为接骨续筋而设置，经常会有医者遇到皮肉溃烂，骨碎筋断的患者，便有憎恶之意，毫无恻隐之心，而患者在痛苦不堪的时候，以为一见到医生，感觉自己的性命就有保障了。医者凡是遇到此类症状而求治，本是难治之证，但也应悉心救治，对患者真诚相待，安抚患者焦虑情绪。用 17cm 长钢制夹子将碎骨固定在复位后的位置，逐步使其对合在一起，初步成管型后，点压局部充分对合，并缝合创口，贴生肌散膏药，外用轻薄竹夹板，以棉绷带捆扎。可随时调整、换药及熏洗患处，完成后继续捆扎，容易痊愈。此类病症多伴有筋断损伤，可以沿着筋走行寻找断端使其对合。

四大筒骨，断而复接好，未曾清缝而成芦节者，治此症之法，先于上下两推，复用横抡耐久经一二天，不用重力，再推再抡，由轻而渐重，自然按透其骨。如手力轻，则用脚踩，将错榫处整动，细心清（轻）按，一次已竟合缝，仍用夹器。

【注】四肢长管状骨骨折后复位，断端没有对位完好而成竹节样改变。处理此类症状，可先向远近两端推摩，然后握持骨折远端轻柔摆动，经过 1~2 天，重复操作，力量可逐渐加重，力量自然深透骨骼，如果手部力量较弱，可用脚踩，能震动断端对接处即可，细心轻按，一次就可成功，仍用夹器固定。

桑氏正骨心法

传承新语

1. 肱骨骨折

中段骨折易复位，病者正坐椅上，助手牵引肘部，术者立外侧捏拿，挤、顺使之复位、敷药。唯上下端即外科颈骨折和髁上骨折不好固定，所以复位敷药后要注意，外科颈骨骨折主要靠前后外三块夹板用力，最好每块夹板上端各穿两眼用绳连接好，披在肩上再上内夹板，用三角巾兜好。下端髁上骨折，除夹板固定外，用铁丝做的直角托板用纱布包好再外固定，不管上、中、下，夹板固定后，用二寸宽胶布从肩上绕至肘部向上提紧绕二至三圈贴好，不至断端下掉才易于恢复。小孩还可用胶布再围胸连肱骨一圈更稳固。肘及前臂用三角巾吊于颈上，肘部用八号铅丝绕成形，捆于腰部和手部之间，使上肢前屈60~70度角，即上肢不能靠胸部，否则又会移位，千万，千万。或者用软衣物垫开成60度角，坐位睡，手腕部手指要加强活动。

良燕从云阳到万州工作后，云阳有病人请影像科于医生接肱骨骨折，接好拍X线片愈合良好。一旦屈肘用三角巾兜在肩上就移位，病人赶到万州来找我复诊。一种是接好后未兜紧，断端下掉。用胶布从肩至肘缠两圈再也不会下掉。另一种是复位屈肘拍X线片正常，兜上三角巾，手部靠向腹部，拍X线片现断端移位。原因是屈肘靠胸部，肘部掌部呈30~40度内移，折端随着旋转，复位后又移位了。所以要用粗铁丝弯成人字分开。一边靠腹部，一边靠肘部，将肘部推开至60度左右，自然不会移动。学者应认真思考体会。

2. 尺桡骨骨折

尺骨鹰嘴骨折，采取半屈时复位，要仔细捏拿，复位后敷药，固定的主夹板一定要弯角大于90度至100度，固定时弯处一定要软厚。破成几块，要仔细吻合，不管那里，如小于100度会使肘部筋络硬化，所以要早锻炼，28天后要慢慢伸屈，拉吊绳，爬杆进行锻炼，以免遗留后遗症。

1968年秋，云阳农机局长张声明之子张迪，3岁时肘关节粉碎性骨折，经良燕手法复位后，拍X线片仍有指甲大小一块未靠拢，我认为是肿胀导致，后来消肿后自己靠拢了。

尺桡骨双骨折，两助手对拉都拉不开。折顶复位也不行时，可在桌上垫平而大的不太厚的垫子，使患者手向上平放于垫子上，助手牵引，术者使两骨对线后，双手掌用力下压，复位后再敷药固定，一定要用扶手托板，患者手捏木桩，手指不停做放捏活动。

3. 大腿骨折

病人半坐于病床上，背靠棉被坐位使臀与大腿肌肉平行。一助手双手对握大腿根部。一助手双手对握并牵引膝部，牵引时轻微抖动，术者在旁由轻至重揉、捏、按、摩、如错开太远则牵引加强，术者要用力，快速归位，要稳、准、快，减少患者痛苦。归位后揉、捏、整理，使之准确吻合再敷药，用六到八块夹板固定。唯大腿上端骨折，病者臀部肌肉厚，平睡时臀部高些，与腿部肌肉不平行，难于固定，所以手法及康复过程必须是半坐位。大腿肌肉才是平直的，以利固定，快速康复。即使夹板固定得好，病人如厕、久坐或睡觉时不能保证不动，一动夹板固定就会改变。

4. 股骨颈骨折

以郑怀贤为代表的伤科诊疗经验，对我启发很大，但我想下肢患者长期平躺在床上不动是不可能的，稍不注意或如厕或伸屈足部等动作，固定稍有移动将会全功尽弃甚至残废。我对下肢骨折简易病床有多次使用经验，将前辈的手法和我的下肢骨伤活动病床结合起来，效果特别好。

治病时，将活动病床前后放平，再将患者抬到活动病床上仰睡，去掉裤子，用被单盖好，露出病腿。靠背放平或略升高20cm躺好，将双腿放平，比较两腿自膝至踝部的长短，判断断端移位情况，再看髋关节处的高低宽窄，可判断断端是否内收或外移，是否上错或下错。配合看X线片一目了然。

手术时，一助手稳住骨盆，另一助手双手对握膝上大腿，牵引、抖动，术者根据病情采取上提、下按、推揉分开、靠拢的手法。对比使两膝长短髋部高低宽窄一样，外敷"消肿去痛膏"，股骨头处要垫好药棉和纸垫。再用夹板四块，外用一块厚0.5cm、宽7cm，长度为髋关节至膝上3cm；臀部夹板比第一块等宽但短5cm，内侧夹板长度为腹股沟至膝上3cm，前侧与内侧夹板长短宽相同，夹板先用棉及纱布包好，要硬软适中，外侧夹板上要超出股骨头3~5cm才能压住股骨头，下至膝部不要压在关节上，内侧夹板上抵腹股沟，不要抵得太紧，避免影响血液循环，后侧夹板可超过坐骨结节少许，下至膝弯，要留3~4cm，不要抵拢膝弯处。上块（前侧）夹板上抵腿根部下2cm，不能抵到膝盖，在中部捆一带，上下各捆一带，松紧适宜（捏住系带能往上或往下拨动1cm）。治疗的关键是折断处要用4~5cm宽纱布在大腿根部系一圈，由腹股沟下至上缠盆骨髂部一圈，到腰后回转至折段处，纱布在大腿根部系一圈，交叉成 8 字，上圈在腰，下圈在腿，叉在股骨头上，多缠几圈，髂骨上交叉六至七层，防止股骨头外移和上下移位，最后慢慢升起脚部三角夹板约 15cm 高，病者背板头部抬高 25 cm，将患者背部、臀部、腘窝处用棉垫好，软硬合适，既不硬也不要有弹性，使病者舒适。再用纱带将患者整个骨盆捆于整靠背上，松紧适度，不能活动，但腰部要能活动。再将患腿上下捆二圈固定，上捆夹板上、下捆于腿下三角板上，使骨盆和伤侧大腿不能移动。健侧腿同样高低（但不捆于三角板上），便于平衡，便于活动。特别注意的膝下三角板既要有牵引作用，又不能将腿牵得过紧，病人有不适感觉可适当调整，如病人要抬高可移动后衬板，但不要大动靠背木板。治疗期间背靠及膝下三角板不能任意升降。冷时可加盖被子将下洞用棉垫塞好。

上述方法，患部固定不动，上身及上肢能活动，膝下能上下活动，脚部可上下左右活动，脚趾上肢及好脚可自由伸倦活动锻炼。患者吃、喝、拉、撒、洗换方便，上身可适当左右侧弯或转动，做到动静结合、血液循环正常，更加容易恢复健康。术后七天换药，注意内服药调理全身状况，做到内外结合。

良燕用此法治愈多例，患者多为老人，只要按此调理，注意服药及饮食调养。一月至一月半能下床行走，两个月后能参加劳动，减轻了患者痛苦，减轻了患者经济负担，这是良燕和其子桑晓燕几十年的心得，临床疗效甚好，望后人仔细钻研，认真学习别人经验，不断创新。

5. 胫腓骨骨折

治疗后一定要用直角托板，以免脚左右摆动，影响固定效果。

6. 开放性骨折

注意清创消毒，最好西医配合处理。

7. 陈旧性骨折

（1）西医手术治疗。

（2）延迟愈合，找出原因重新手法固定，再内服药物，加速愈合。

屁扒骨论

（即盆骨，此处指髋关节脱位）

屁扒骨之错脱不一，有冲上者，有吊下者，有错出外者，有错入内者，有插入肾囊侧边者，如当时跌坏，及时就医者易治，一二手法，当即全可。如日久者，绵筋长成，固结莫解，兼之患处属阴，不用手法则绵筋不散，如施手法，必用推揉，推揉过久必痛极，又恐生变，故伤即就医者易治也。

【注】髋关节脱位，可出现前、后、内、外侧移位，或伴发髋臼骨折，损伤后及时就医则易治，手法操作可即刻复位。如果耽误治疗过久，髋关节囊及周围软组织易成挛缩畸形，关节弹性固定，患部在下属阴，不用手法治疗则难以复位，若施推揉手法松解，治疗时间越久疼痛越剧烈，而且可能出现新的损伤，所以损伤后及时就医则易治。

其治法不一，有抬治法，有挤治法，有踩治法，有投接法，有拍掇法，有曲按提法，有扯法，有摇揉法，有搬法等。

【注】关节脱位治疗方法较多，有抬治法，有挤治法，有踩治

法，有投接法，有拍掇法，有屈按提法，有扯法，有摇揉法，有搬法等。

有如左边屁扒骨，被物整伤，或挞坐触，痛不可忍，比之与好足一样齐，不长不短，行走不得。不屈不伸，并且站坐俱不能，此乃榫错，半离本位，而未脱欠者，其治法以病人侧睡硬板。病足放上，腰间一得力人抬起，两胯一得力人抬起，两人一齐闪三四下，拉扯上下抖，医手搭于患处，揉几拾下，自然合缝，左右皆同。

【注】如左髋关节受外力作用或患者跌倒臀部着地，疼痛难忍，双下肢对比等长，不能负重行走，关节无明显屈伸畸形，坐站均不能完成，此种情况考虑半脱位。治疗方法让患者侧卧硬板床，患侧下肢在上，寻两名力大之人，一人抬腰，一人抬患侧下肢，两人用力闪动牵拉，并前后内外抖动，医者双手置于患处，按揉几十次，自然复位成功，左右侧治疗方法相同。

又如屁扒骨爆出（外侧半脱位），不上不下，医者平坐病人患处一边，以手抱着病人腰下，将自己屁股一挤过去，挤得病人患处，一挤不平再挤迨平而后已。

【注】髋关节外侧半脱位，股骨头向外上方移位，患者仰卧位，医者坐于患者患侧，双手抱患者腰部，臀部抵在患髋外侧，逐渐抵紧，将股骨头挤回髋白内，一次不成功可再次操作即可。

又如屁扒骨爆出甚高，底下已长绵筋塞紧，手按不动，挤不过去，必用踩法，医者以两足踩上，两头乘势一扯，再踩再扯，如是者以平正为度，治病时病人侧睡，病足放上。

【注】 髋关节外侧脱位，关节囊内被软组织填充，股骨头不能自行回纳，此时需用踩法。患者侧卧位，患侧在上，医者手扶固定物，双足立于患处，嘱两人分别牵拉患者腰部及患侧下肢，边踩边牵拉，直至复位成功。

又如屁扒骨错脱，未离本位，比之好足时长，又比之时短，必是错脱，又未离出原窝，医者手擒其患足之大腿，向上投入进去。一次即合，不用重力，治病时病人侧卧，病足放上。

【注】 髋关节囊松弛，关节骨端轻度分离，患侧下肢时长时短，此时嘱患者侧卧位，患侧在上，医者双手抱住患侧大腿，挤压外侧，纠正分离移位。此项操作一次即可复位，不需重力。

又如屁扒骨因上楼梯，或因骑马而拗出者，大腿之上节骨头插入肾囊侧边者，但此病已错出外，脱离本位者，不大痛。半错半离本位者，痛不可忍。惟插入内者，不但疼痛难忍，而且有关性命，医者迅速用一手，掇于内面错出之骨头，以取其外侧拍膝，内侧半抵半推，两下一齐用力，不可参差不齐，一手之巧妙，法自出于手矣，治病时宜仰卧。

【注】 因上楼梯或骑马导致髋关节脱位，股骨头向前下方脱位，完全脱位者疼痛不显著，半脱位者，疼痛剧烈。股骨头移位至阴囊附近，不但疼痛难忍，而且有性命之虞，需及时接受治疗。医者一手抵住患髋内侧，同时推挤用力，另一手置于膝外侧，向内侧施加挤压，双手协同用力，切忌用力不均，手法的巧妙，在于手的操作，治疗时患者仰卧位。

又如屁扒骨脱下，其足必长些，一人将病人胯缝折纹处双手插入提起，往上用力，另一人将病足膝头屈上肚皮一般高，医者手按其病人之膝头往外，往下重重用力一扯，再比长短，以两足齐为是。

【注】髋关节前脱位，患肢较健侧长，治疗时患者侧卧位，患侧在上。嘱一名助手置于患髋内侧环抱大腿根部，向外上方牵拉，一名助手使患者下肢极度屈曲，膝部贴近腹部，医者扶住患侧膝部向外，逐渐伸直下肢过程中骤然加力牵扯，完成操作后对比双下肢长度，等长则复位成功。

又如屁扒骨冲上，其足短些，病人侧睡硬板，腰间一人扯住，大胯之下一人扯住抬高，医者以手抵推其骨之头往下送，乘其两头扯势加力重推，自然上去，即投。

【注】髋关节后脱位，患肢较健侧短，治疗时患者侧卧位，患侧在上。嘱一名助手固定腰部（骨盆），一名助手牵拉患者下肢极度屈曲，医者以手抵住股骨头，并向远端推送，当感觉远近端力量对抗到达临界点时，加力重推，自然容易复位。

又如屁扒骨错脱已久，或数月，或经数年，患处长成大芦节，比其好足，或长者，或短者，初见时不能投于榫，惟先以揉法治之，迨其患处已软活透其骨。后陆续添其摇法，摇动榫头，使筋舒血活，始渐渐逗其榫头，迨芦节散完，再揉摇加推按，必得合缝，此症又是男子易治，妇女难治，惟小孩女子，未满十二岁者，不同于岁数大的妇女。

【注】如果形成陈旧性髋关节脱位，患病已数月甚至数年，局

桑氏正骨心法

部软组织挛缩僵硬，呈膨大样改变，与健侧对比，可长可短，关节难复位，唯有先施展按揉手法。待患处软组织松解柔软，增加摇法操作，摇晃髋关节，使局部筋舒血活，再尝试手法复位。待局部膨大样改变完全得以纠正消退，再施以揉摇推按等手法，可使关节对合更加完全。此种病症又是男性易治，女性难治，但十二岁以下女孩又当另论。

又如屁扒骨退后，一坐触下地，大胯上又被重物一打，将榫头退后腰下，其膝头上节，必屈近肚皮上，放不下去，此必以手将病足膝间一人上提，医者以手抱住大胯，往下一搬，另一人以手将其屁扒骨之头往下一抵，自必归位，治病时病人宜仰卧。

【注】髋关节脱位，股骨头向后下方移位，此种情况为患者跌倒后臀部着地，髋关节前侧受重物碾压，导致股骨头向后下方移位，患侧髋关节和膝关节被动屈曲位，大腿贴近腹部，不能自如伸直。治疗时患者仰卧位，一人双手环抱患侧膝部向上牵拉，医者抱住患侧大腿骤然外拉，同时另一人以手抵住股骨头向前上方推送，其必归位。

以上九说，惟插入肾囊侧边与插后腰下两病，命在旦夕，治病者不可性急，亦当见机而为。

【注】以上九种脱位类型，唯有前下方和后下方两型，会危及生命，医者不可慌乱，需要见机行事。

凡屁扒骨捆缚俱同，惟脚长的缚治时，须从胯缝用裹布兜缠一道，再捆缚在面上二三层，惟破裆者捆胯之最下处。

【注】凡是髋关节脱位的固定方法均一样，但是患肢较健肢长时，须在大腿根部内侧用棉布兜缠后，再在骨盆上捆扎几圈，裆部有破损者捆扎需避开创口。

传承新语

桑良燕认为，采取正反问号办法最好，以患者左髋关节脱位为例。如果股骨头移位至胯下，病者平卧，助手稳住髋骨，前脱位者膝多偏外。术者右手捏患者小腿远段，左手扶膝部，顺势屈膝向上向外向内右手用力下拉，听到响声已复位。即"⸮"（反问号）手法。如后脱位者，关节头在髋骨后，膝部偏内边，则采取"?"（正问号）手法，即是以盆骨为支点，膝部打一个大问号后，脚拉伸与好脚并起即能复原。右脚与左脚手法相反，术后敷药宽纱布固定，学者要细心揣摩，此法省力，病者少痛苦。术前后要反复按摩，舒筋理筋，右脚治法同理。

膝、踝关节脱位，先按摩后摇动，采取恢复功能位办法复位，敷药，固定。

膝　部

膝头榫，上筒骨与下筒骨榫头处，上节向底下错，一人扯下节筒骨，一人扯上节筒骨，医者以双手从下边曲弯之上节骨头，往上一提，又以两手之各四指，在曲窝里，向上抵紧，以两大指在上推接膝之下节头，使错者易于归位。

【注】膝关节前脱位，由一名助手牵拉小腿，一名助手牵拉大腿，医者双手在腘窝处上提股骨髁部，并用双手四指抵紧，然后

双手拇指向后侧推胫骨上段，使关节两端对合。

其扯法与手法不同，如跌伤后患足是直则直扯，如患足膝处是曲的，一人在前面，以扯之人的膝头，抵患足之臁二骨干，以双手曲扯患膝弯处，往前奔扯，另一人平扯下节，医下双手捧提上来，即归原位。

【注】膝关节前脱位的复位牵引与上肢不同，伤后患膝伸直位时笔直牵引，屈曲位时由一人在患者前方，用膝部抵住小腿上端，双手在腘窝向前牵拉患膝，另一人水平向后牵拉小腿上端，医者双手向前上方提拉股骨髁部，即可复位。

如下节骨头错入曲弯之下，如直则直扯，如曲则照曲扯法，不过医者从下节动手，其余照前。

【注】膝关节后脱位，伤后患膝伸直位时笔直牵引，屈曲位时则顺势牵引，只是医者需操控小腿上端，其余如前。

直扯足膝，与他处不同，扯上节者，扯胯根根处，扯下节者扯足胫胫处，不宜扯近患处。其捆法，须在底下交缠。

【注】膝关节脱位后牵引部位与其他脱位不同，在近端牵引大腿根，远端牵引小腿下段，不宜牵拉膝关节周围，须微屈位"∞"型捆扎。

膝头榫上节向下错者多，下节向曲弯错者不常见，扯法宜由病足原样，不得勉强由医者手法自便。此症医者下双手者居多，下面八指俱用力向上提抵，而上面之两大指往下顺推抵紧，错榫之骨，庶无阻挡，自归原所，归位后，再施以掇捏按摩之法。

【注】膝关节脱位中以前脱位多见，后脱位少见，牵引时应顺势而为，不能强行用力。前脱位医者常需双手操控，八指在后上方向前提拉，两拇指在前下方向后按推，脱位后只要局部无遮挡，自然容易复位，再在局部施展捏按揉摩手法。

下节向上曲窝内错入者，一朝见之，恐骨头挂于上节之骨头，照前法曲扯，恐不能出，必上手先提二三下，紧提不放手，下手者更向下将足胫扯二三下，然后照前请医者抵病臁二骨干之法，始能归位，后再施以拍法，向上拍抵膝头，加以掇法，施用揉法痊愈。

【注】偶然遇到膝关节后脱位，如果出现关节端绞锁，常规牵引复位可能不成功，必需先顺势牵引远近端，并维持牵引状态，然后医者抵住患者小腿前拉腘窝部，方能复位，再向后上方拍击膝前，加局部揉按方可痊愈。

膝　盖

膝盖损者、伤者、移者，膝盖被物整伤，并破成两块，一块在上，一块在下，中缝有一指宽，缘膝盖于樺头之面上，其上下筒骨之樺头在底，樺头有伤损，不与膝盖相涉。如膝盖有伤损，与樺头无干。治破盖之法，以篾丝作一圈，比膝盖稍大，外缠以布条，将病足直抬端平，医者以两大指双推移动之盖半块，以双手之各四指横掇其未移动之盖，紧紧推送原位，投接合缝，即以一手之大二指捏紧，换手，将面上之皮推开，仅存膝盖上之皮紧绷，复以手摸按其骨缝，合清缝否，膏药外先缠布二层，加以篾圈，四角各系棉鸡肠带，其长度约三尺，箍于膝盖之上，以带交叉捆下而上，安于圈边，两交叉上下皆同，再以二寸宽之大绷带缠覆于上。

【注】髌骨横断型骨折伴分离移位，因髌骨覆盖于膝关节前侧，两者损伤各不相干。治疗方法：先用细竹丝编成圈状，比髌骨稍大，竹圈用布条缠绕备好，然后将患膝自然伸直放平，医者双手拇指于远近端推挤断端靠拢，其余八指横向挤压未移动断端，推挤合拢后，以单手拇食指固定，另一手抚平皱褶皮肤，使之紧绷，再次触诊断端骨缝是否合拢。复位成功后敷贴膏药，棉布包扎几层后安放竹圈，竹圈四角系粗棉带，长约 1 米，分别于远近端交叉打结，最后外用 7cm 左右宽绷带捆扎。

如膝盖仅伤而未损，亦未移动者，以揉、掇、按法治之。

【注】如果髌骨仅有挫伤而未骨折，也未移位，只需施展揉、按等手法治疗。

又如膝盖移动，或上或下，或左右不定，移上者居多常见也，其盖骨未破，不用篾圈，只以病足直抬端平，医者与病者排坐一凳，以医手两大指按推其盖骨，徐徐送下，两手各四指，俱管住下边榫头处，始有定准，其盖骨送下，不忙取手，再揉之而复按之，使之合缝。但此骨无榫，块如腰子形，仅仅下面有一字梁，居骨之中，稍高一线，此即是骨之榫也。安于上下两头之骨缝处，全赖诸筋护助。再揉之者，使筋仍然护助其骨。而复按之者，俾骨居于原所，复受诸筋护助如常，用布带交叉捆缚，外面加以鸡肠带缠裹，以便将骨管住，不许再往上移，时时经理，以防移动，又加探摸之法。捆如松，再催紧为要。

【注】髌股关节脱位，可向各个方向移动，近端移位多见。单纯脱位无骨折者，无需竹圈固定，使患膝伸直放平，医者坐于侧方，以双拇指向远端徐徐推按髌骨，其余八指置于膝关节面节段，以便定位，髌骨回到原位不忙撤力，用另一手局部揉按，使关节完全对合。髌骨无关节连接，如肾形，仅内面中间有一字型凸起，即是关节接触面。正常髌骨应覆盖于膝关节间隙前侧，依靠肌腱、韧带固定。复位后再揉动是为恢复周围软组织固定功能，而按压是为使髌骨被肌腱、韧带固定于原位。最后用宽布带捆扎，外用粗棉线缠裹，确保固定牢靠，不会出现再次移位，经常梳理及触摸检查，如果包扎松动，则需要重新缠紧。

又膝盖处，一旦被大料重石，连膝盖榫头俱伤坏者，又当别论，各依各法治之。

【注】膝部如果受重物撞击，导致关节脱位伴骨折者，治疗另当别论，需依照相应方法治疗。

传承新语

髌骨骨折及时处理易恢复，如遇肿胀太甚，可用药物消肿后复位，特别注意防止关节硬化。

脚脛胫部
（踝关节）

足胫榫头错脱者大肿，错而未脱欠者稍肿，近榫处错而又断者肿而起大亮泡，皮肉色紫，宜先治损坏，伤好亮泡自愈。

桑氏正骨心法

【注】踝关节脱位者肿胀严重，而扭伤者轻度肿胀，踝关节扭伤伴骨折者严重肿胀，甚至出现张力性水泡，肤色紫暗，应先整复骨折，复位后水泡自然消退。

足胫胫错而未脱榫者，宜推按投揉之法治之，复舒其上下之筋血，轻轻摇扯其五指，如法捆缚。

【注】踝关节扭伤者，适合按揉手法治疗，舒筋活血，可轻柔牵拉足趾摇动，外用包扎固定。

足胫错脱，其榫突出于外，足掌横偏，不拘左右，同一治法。

其治法：帮手扯上节，医者以手自端足掌，紧紧正端，愈端愈紧，愈紧愈正端其上下错处之头，对观既正，即换医手出来，医者双手棒紧患处，捏紧端正，两大指按摸其榫头投合与否，再仔细一番，如法捆缚，加以竹夹，两边各二块缚于外，以制其再出。捆毕，舒扯上下筋几下，再扯五指，筋舒血活，自易痊可。

【注】踝关节翻转脱位伴下胫腓关节分离，无论内翻还是外翻损伤，治法相同。

治法：助手牵拉小腿部，医者双手握持患足，维持踝关节中立位牵拉，与健侧对比确定畸形已矫正，再捏紧内外踝，复位下胫腓关节，双拇指触摸局部是否对合，仔细检查一遍后，外用棉布捆缚并用两块竹片于内外侧夹持踝关节，以防止其再次脱位。捆扎后捋顺筋络，牵拉足趾几次，使局部筋舒血活，自可痊愈。

足胫错，上手扯紧患处之上头，医者端其足掌，亦当箍紧端扯，即用两大指上前用力，抵推其错处，但此症先扯紧，次用掇按抢揉之法，久久自投其缝。其病又系女子难治，如女子遇此症，皮破肉烂骨头突出于外者，兼以呕吐人昏，多不治也。

【注】踝关节扭伤，助手牵拉小腿，医者握持患足，踝关节中立位牵拉，维持牵引两拇指抵推错位侧。此种症状应先牵引，然后再局部施展拿、按等手法，反复操作后错位处即可对合，此种损伤亦是女性难治，如女性踝关节扭伤伴开放性脱位，呕吐昏迷，多为不治之症。

足胫错而仍复位后，肿尚未消，即用揉推抢手法自愈。亦当耐久方可，倘病人妄用针刺，吸以水火筒，当时肿消痛止，行走如初，殊知受针之处，每日气血周流，经受针处过，必有阻滞，留积于此，日积月累，变成芦节，即以前所注手法，后用泡洗法医治。

【注】踝关节扭伤已修复，但肿胀未消，可用推、揉、活动关节等手法促其痊愈。患者要有等待损伤愈合的耐心，如果滥用针刺加拔罐疗法，肿胀当即消退，疼痛也会减轻，但针刺之处，气血流通受阻，局部瘀滞，日积月累，关节膨大样畸形，此时施用前面所述手法，后期可加以药物熏洗。

脚胫错脱，皮肉俱破烂者，务先照前法，治其榫头，后上以生肌散，贴以生肌膏。不可畏难苟安，希图推辞。云：要候生肌后，始行接骨，一误来人，一误自己功行。凡习此道者，当以仁心为心，是则求医者死而复生，行医者起死回生。此症非寻常错榫者比，有关吉凶。如病人清醒，饮食能进，精神颇强，可无他虑，如精神疲倦，大作呕吐，流血不止，腥臭难闻者不治，亦可急用前注：洋参、当归、生芪、怀山之单全剂当茶吃，重加洋参常服，或可转重为轻，转祸为福也，行医者亦当尽心焉耳。

【注】踝关节开放性脱位，务必依照前述治法，整复脱位后，创口处用生肌散，外贴生肌膏。不能出现畏难情绪而推辞不治。需要强调的是：如果等到创口愈合再行复位，不但耽误病情，还损害医者名声。凡是骨伤科医师，应当有济世仁心，医者能起死回生，患者可死而复生。此种病症不是一般脱位可比，可危及性命。如果患者清醒，饮食可，精神状态好，无需太过担心，如果精神疲倦伴呕吐，创口持续出血，腥臭难闻者则难治。也可紧急使用前述方法：西洋参、当归、生黄芪、怀山药，可组方也可单用，频繁饮用，可重用西洋参，或许可转重为轻，转危为安，医者也应尽心竭力。

如此症稍有转机，医者更加细心调治，蛆则治去，烂则去腐生新，臭则洗以逐秽之药，熏条熏其坐室，饮食求其精细，药饵务必大补气血，调养尽美，再令病者将七情六欲置之度外，未有不痊可者。

【注】踝关节开放性脱位病情稍有转机，医者应加倍细心调治，溃腐则化腐生新，创口腥臭用以扶正祛秽之药，艾条熏房间，易消化高蛋白营养饮食，宜用补益气血药物，科学调养，嘱患者心态平和，以免引起七情六欲加重病情，如此则没有不痊愈者。

六欲者：起于耳听淫声，眼观邪色，鼻闻过臭，舌贪滋味，心思过度，意念妄生。

七情者：喜过伤心，怒过伤肝，思过伤脾，悲过伤肺，恐过伤肾，忧久则气结，卒惊则气缩。凡六欲七情皆属内因。

【注】六欲：见欲（视觉）、听欲（听觉）、香欲（嗅觉）、味欲（味觉）、触欲（触觉）、意欲（情欲）。

七情："喜、怒、忧、思、悲、恐、惊"七种情志，情志不畅，易伤脏腑气血，六欲七情皆属致病内因。

足掌与手掌不同论

足掌系横逗直，手掌系直逗直，故不同也。

【注】足与下肢呈直角连接，手与上肢呈平角连接，两者结构不同。

其脚掌与脚胫逗榫处，是后跟骨稍大些，上接足胫之榫，下横连足掌之各小骨，凑成脚掌，至于五指止，其跌伤之治法，概与手掌相同。

【注】脚掌由距骨参与踝关节构成，远端连接跟骨，前侧连接跗骨、跖骨直至趾骨，足部跌伤治法同手部。

手足指节榫头错脱，只用一手捏扯指尖上一节，两头扯紧，用大二指胎投其榫头，渐渐紧扯一下，如松手合缝后，再加以久揉，使其归一。

【注】手足部指（趾）间关节脱位，医者一手牵拉远端指（趾）

节，维持牵引用另一手拇食指捏合关节处，如撤力后不再移位，则间断多次揉摩局部，增强关节稳定性。

其胎投之法，向下错之榫头，以大指胎之，以第二指按下投之，再扯紧，再揉按之，复用揉耐久，即轻轻揉也，则肿易消而痛不易除，可无惧。不易得力，亦无虑。如痛止后，仍然常揉，使之活动，切勿轻视小病，但恐致误大事，其变症最易，其坏也不难，每遇病小者，更宜细心。

【注】垫投治法：指间关节脱位，掌侧移位，医者一手牵拉患指末节，一手拇指垫在关节远端掌侧，食指在背侧按压，加大牵引力使其复位，然后按揉局部，操作宜久且轻柔，则肿胀易消退，但可能仍有疼痛及无力感，早期不用担心。等疼痛减轻，仍然时常揉摩，并逐步活动关节即可。千万不要轻视小关节脱位，可能耽误治疗，容易出现变证，导致严重后果。一旦遇到小关节损伤，更应该谨慎小心。

跌打触气

（软组织损伤）

凡跌打损伤，以及触气等情，亲戚朋友作成用水火二竹筒，磁针砭之出血，以筒吸之，说者谓其瘀血出，病即愈，殊某处既已受伤，只宜疏通气血之手法，何得再伤其血使血之再耗。此处本无后患之微恙，而反栽其变症之根基。倘一时气血衰弱，则磁砭之处，未伤其筋，乃为小可。如伤其筋，必大变症而难治矣。

【注】凡是跌打损伤，以及扭挫伤，如果砭镰患处，出血后加以拔罐，认为将局部瘀血拔出则损伤可痊愈。殊不知患处已受损，此时只适合行气活血，怎么还能放血而使气血持续损耗，本来是容易治疗的常见病，放血后反使其容易出现变证。如果患者原本体弱，放血时未伤及软组织还好，如果软组织再次受损，必然出现变证而难以治愈。

如遇此症已变而来求医者，先宜揉推其外，继用洗药浓煎，洗透其筋骨，洗后再揉推，再洗，再揉推，必三日见功效，如是者以现出原形。筋骨俱分，缓缓从散窬之法医治，始获全效，内当服舒筋散。

【注】如果遇到此种损伤已出现变证者，应先揉推局部，再用熏洗之法，两法交替完成，三日后明显好转，此时可知原发损伤。骨骼和软组织界限清晰后，逐步施展揉、按、拨、推手法，如此方能痊愈，并内服舒筋散。

甚至筋骨本好，无损无移，因磁针水火筒而成芦节者，不论已溃烂未溃烂，脓眼多少者，均不计较，先宜揉推之法，继以探法，探骨缝有无管子，绵筋紧松，一面上提功药，提其脓头管子之害，半手法半药功，各参其半。渐渐眼多者生而只一二眼，此时最易生口，何幸多延数日，始敛患口。痊愈后，再贴以膏药一二月，始放心不再发。需用如意丹丸子，化腐生肌膏。

【注】如是局部本无损伤及移位，因为放血拔罐而成膨大样改变，不论是否溃烂，溃口多少，均宜先施揉推手法，继而探查局部有无窦道瘘管，软组织是否挛缩，外用拔毒祛腐药，手法药物

合用。病情逐渐好转，溃破处逐渐愈合，此时病情易反复，治疗需谨慎，直到溃口完全收敛，皮肤愈合后再贴膏药1~2个月，也不用担心复发。治疗过程中需用如意丹丸子，化腐生肌膏。

传承新语

1. 跌扑闪挫

关节囊及韧带肌肉挫伤移位或撕裂，骨折、脱位遗留筋络僵硬、挛缩，中医疗效显著。但伤筋往往为病家忽视，待成旧疾更难治，后学者应注意。伤筋的恢复比骨折时间长，用药也较久。患者重视骨折，多不重视伤筋。医者应事先要告诉病家，以免延误治疗。

伤筋：患部肿、青紫瘀斑或硬化疼痛、功能障碍。治疗方法用手法按摩、理筋、顺筋。中药外敷消肿去痛膏，内服活血去瘀药，后服补筋丸。

人们在活动、劳动中不注意，常常出现背胸腰间等部位肌肉筋络移位、疼痛、结节。及时揉筋通络，按筋、拿筋、拨筋、推筋、顺筋，再肢体摇转拉伸可立即复原。

2. 软租织损伤后遗症

骨折脱位复原后，关节囊及周围韧带硬化、疼痛，应特别重视，否则会留下后遗症。除了按摩外，还应内服药、外敷药或洗药软筋，配合锻炼很重要。

脏腑治法

凡肠肝肚肺被跌扑或从高处坠下致中内一概打翻。如不理顺，使肠肝肚肺还原所，久必废饮食，茶水难入，勉强饮，则鼻打哐不受，或引作呕吐，反使肚肺更难还原。缘肠肝肚肺，本是滑润易动之物，不如将病人坐矮长凳，医者站在矮长凳上，以手提病人两手胫胫，轻轻抖几下，又轻轻将病人身子摇几下，速进竹七单之药，吃一茶碗，接着另一人换医手，照提病人手胫，医者然后以一手搭肺俞穴，以一手搭心窝处，两手掌将两处久揉，愈揉愈抖，揉抖久，则肠肝等原是滑腻之物，因外抖园，则内中易于抖顺，内中抖则肠肝肚肺，一概溜走，自归原位，接着又吃药一副，使药性随顺而下，自易痊愈。

【注】凡是高空坠落后出现内脏翻转位移，如不及时梳理顺畅，必将导致饮食变差，甚至饮水呛鼻或饮后呕吐，更难痊愈。体内内脏表面润滑，容易移动翻转，治疗时嘱患者坐矮长凳，医者立于凳上，双手分别提拉患者上肢并轻抖数次，逐步带动患者躯体晃动，此时服用一碗竹根七煎汤。然后一名助手接替医者提拉，医者一手按患者肺俞穴，一手搭在其心窝处，双手对称持续揉动，边揉边抖动，通过震动刺激，促使翻转内脏复归原位，术后再服药一碗，使药效直达患处，容易痊愈。

如是饮食后跌扑，又当别论，第恐伤损肠子，又恐干燥之物，积滞中间，难于行消。用手法，宜添揉肚，擦肾俞腰穴，顺下用手法，后必开下二关之法，用药亦宜添消食除积之药饵。下二关，前已注有，小肠由前面下手，大肠由后面命门肾俞穴起，至尾臀止，送到肛门。

【注】如果是食后跌倒，又是另一种症状，可能损伤肠道，或是肠燥便秘。使用手法治疗，揉摩腹部，横擦肾俞等腰穴，肠道通畅需用利大小便之法，药物治疗宜用消食化积类。利大小便之法，前有说明，利小便在前侧操作，利大便则由命门、肾俞穴开始，至长强穴，最终从肛门排出。

肠肝肚肺，原是滑腻之物，最易滑走溜动。如不用手法，早用茶汤下去，亦必借热性而自滑走，即还原位亦易，如跌扑凶者，则不能行。

【注】肠道润滑易移动，即使不用手法，早期用热饮，亦可由于受热膨胀而自行复位。但如果是严重跌倒损伤，此法无效。

下二关手法，又及此，乃吹糠见米之确效也，屡试屡验。

前关通利小肠，以两大指按于脐眼两边，按抵揉几十下，向下推送，又移下去在小腹，自两边髀枢起，向中间推送至玉茎止。随即短扯玉茎三度，短扯者，捏住玉茎顿扯一下即放手，又扯又放手，三次，此短扯之法也。

后关通利大肠者，以两大指按于命门肾俞穴，向下揉推，直送到尾臀肛门而止，必抵海门三度，用二指大力抵紧一下即放手，如是者三次。

【注】利大小便治法，疗效显著，屡试屡验。前侧利小便，医者两拇指按揉肚脐两侧天枢穴数十次，再向远端推按，至小腹处，再由两侧股骨大转子处向中间推至外生殖器。牵拉外生殖器后放手，如是三次。

后侧利大便，医者两拇指按住命门、肾俞穴处，向远端推揉，直至长强穴，两拇指按压肛门后放手，如是三次。

又有跌扑从高处坠下，将肝子系蒂处损伤一叶，其肝必干无治，死而后已。务宜早早审查明白，其肝必干枯气痛，干痛呕吐，顺气热味药饵投下，必松活一阵，复又痛，又服热味等物，又仍然如故，此必是肝子卷尖伤蒂等情，每天不计次数，时时以手按前后两处，轻轻揉抖，不用重力，亦不用开二关法，只可胸背两处，轻用抖法，使气血仍灌肝蒂，自然不期而愈。内服补气顺气之品，不可过用耗气之药。

【注】高空跌落致肝脏损伤，可由于持续出血而死亡，死后才知原因。此症务必早期诊断清楚，其右胁肋部疼痛伴呕吐，理气药汤趁热喝下，必然症状减轻，疼痛复发再次饮用后减轻，如是反复发作，则必然是肝脏损伤，每天可随时以手前后按揉、轻抖患者躯体，不须利二便治法，只能在胸背部轻用抖法，待肝脏气血通畅，自然慢慢痊愈。内服补气理气药物，不可过用耗气伤阴之药。

脏腑内有病外用手法之说，不知者以为此言不通，打胡乱说，只可为知者道。又曾经过阅历者，言必入耳。否则，不但不信，反大谬不然。

【注】脏腑损伤有外治疗法，未接触此道者不明其理，认为不可信，此种方法只能钻研后方能明白。而看见或经历过这种治疗的人才能理解，否则不但不信，反认为是歪理邪说。

如脏腑翻而翻胃吐食者，必用背背之法，端头提手，抖后即用背背病人，背靠背，医生以手法先从喉下起，顺助揉推。又由心窝，自上理下，从胃脘过，至小腹之下止。仍提玉茎三度，如是者三次，当日轻，次日减，三日愈。

【注】脏腑损伤中胃受外力刺激出现呕吐，必用背法。助手牵拉患者头部及上肢抖动数次，再背靠背背起患者，医者以推揉手法自上向下操作，从喉下开始，到心窝，经胃脘部，终至小腹下方，仍然提拉外生殖器三次，当日症状缓解，次日明显减轻，第三日基本痊愈。

如脏腑翻而头肿，饮食不进，先提扯四肢，后理正身，即接服竹根七之单，重加田七，米甜酒一二剂，如头痛，兼服荆防败毒散，加菊花、藁本。

【注】脏腑损伤后头部肿胀，不能进食，先提拉四肢，然后梳理躯干部，配合服用竹根七汤，重用田七，米酒送服。伴有头痛，兼服荆防败毒散，加菊花、藁本。

脏腑翻而病人昏迷不醒，必先服药一剂，使肠肝肚肺稍稍得顺，人必清醒，再斟酌妥当，照病施治。

【注】脏腑损伤后患者昏迷不醒，必须先服一剂药，护胃润肠，人必清醒，再审查病情，辨证施治。

脏腑翻而瞌睡多，饮食亦少。不大小解，久必腹胀，即宜早调治，须用行瘀法，提动四肢一切手法，并用行瘀导滞之药，以大小解清利为度。

【注】脏腑损伤后患者嗜睡，不思饮食，二便难解，日久出现

腹胀，应及早调治，需用行气祛瘀法，及提拉四肢等手法，同时服用行瘀导滞方药，达到利二便的目的。

脏腑翻动而口鼻来血者，人必昏迷，大作呕吐，或有呃逆者，余屡见此症，先宜服加减正气散一剂，接服竹根七单一剂，内用田七，此二单兼服，再各二剂。如病人血止，吐止、人醒，饮食亦大进，瘀血亦自大小解出。即服补中益气汤二三剂，内加续断、碎补，如腹反饱，则不服益气汤，可仍服加减正气散，用萝卜兜，煨姜引，药饵手法俱不见效者，已成不治之症。

【注】脏腑损伤后患者口鼻溢血，昏迷及呕吐或是呃逆，医者经常遇到此种情况，应先服加减正气散一剂，再服竹根七单一剂，加用田七，此二方兼服，再服药两天。如果患者停止出血、呕吐，人亦清醒，食欲大增，体内瘀血从大小便排出，此时可服用补中益气汤三剂，加续断、骨碎补。如腹胀不欲食，则不用补中益气汤，仍服用加减正气散，以萝卜叶、煨姜为药引，如果药物、手法治疗均无效，则已成不治之症。

传承新语

现代医学发达，严重内伤采取西医治疗为好，一般内伤胸肋疼痛采用竹七汤效果好。

瘰疬门

瘰疬者，血凝气滞，结于经络，以致气血周流不行，日积月累，渐渐长大长硬，小如枝元、胡桃，大如白桃、石榴，核如卵形，竖如铁石，不红不肿，不痒不痛。口亦不渴，行走如常，饮食不减，似无病之状。或三五年，或七八年，甚至十余年者，日长一日，渐渐长大，病人却平常无恙，但此症之机势，久必生变。不变则已，其变必大烧大热，瘰亦红肿，痛不可忍，口亦大渴，渐渐溃而易成脓者，此顺症也。倘若皮色淡红，不大烧热，仅仅燋痛难堪，口亦不渴，睡不安枕，饮食不进，久必成脓者，此逆症也。甚或溃穿而成脓，流出阳尘水而清，气臭色黑，饮食少，五形败，此不治之症也。

【注】瘰疬是因气血凝滞，阻塞经络，周身气血运行不畅，日积月累，局部逐渐硬肿，肿小者如核桃，肿大者似石榴，均为卵圆形，质地坚硬，局部炎性症状不明显，口不渴，活动如常，饮食正常，似无病之人。如此三五年或者更长时间后，局部硬肿更加明显，患者无明显不适，但此病进展极易生变。如果疾病生变，多会出现高热，局部焮红灼热，疼痛剧烈伴口渴，热盛肉腐易成脓，此为顺证。如果局部肤色暗红，体温不高，仅剧烈疼痛，口不渴，睡眠差，不思饮食，时间久必成脓，此为逆证。严重者局部皮肤溃破流脓，脓液清稀，气臭色黑，纳差，气血衰败，面色无华，已成不治之症。

赞元幼受先君紫卿公传授，医治瘰疬、痒结、痰核等症，不用敷药，并不用膏药，不拘核之大小，不论硬如铁石，又不计年数多少，惟以一手数指，可以解散得全。保承自记。

【注】桑天埴自幼得其父桑紫卿倾囊传授医技，在治疗瘰疬、瘙痒及痰核等病症时，不用药物外治，无论病情轻重，还是病程长短，均以手法治疗，使局部肿消瘀散。这些方法均记录保留，传承后世。

先君常谓赞元曰：运用手法，须仔细体会，得心应手，无过不及，万病一揉推，此五字。凡跌、打、损、伤、闪、挫、疢、断、胬、芦、疼、痛、疮、疡、疱、节、瘰、疬、痛、疽、肿、硬、撞、触、结、核、瘀滞，以及外而周身四体，内而五脏六腑不论病症，均用手法医治，果得于心，自然应手，法毕病愈。惟瘿瘤症，不宜手法。

【注】先父常对我说，手法的应用，需要仔细体会，做到得心应手，应有过之而无不及，治疗要点均在揉推等手法之中。凡是跌打损伤、骨折脱位、疮疡肿痛、气血瘀滞等外部伤病，甚至脏腑损伤，均可用手法治疗，只要熟于心，自然应之手，手到病除。但是，瘿病及肿瘤等病不宜运用手法治疗。

凡疮毒，或因挫闪而溃者，均呼为疮毒之类，如在硬骨处，脓毒易尽而生肌，倘在榫头处而溃烂，必从骨缝内连灌有脓，其脓最难去尽，如脓多时，或从眼口流出。如脓少时，其脓必藏积骨缝，不能自出，日久不变成管子，必长芦节，如要去骨缝之脓，必用泡洗法、手法、膏脂，三法兼而用之。庶将脓自骨缝引出，殆尽，疮口自易生矣。

【注】凡是扭挫损伤而致局部溃破等疮疡肿痛者，如发生于

肢体处，易化腐成脓，生肌收口，如果是发生于关节处的溃烂创口，关节腔内必蓄有脓液，此种情况脓液难以排尽。如果脓液多，可从溃口处流出，如果脓液少，可形成袋脓，不能自行流出，日久即便不成窦道，也会呈膨大样改变。要彻底清除脓液，需使用熏洗法、手法及油膏外敷，三种方法配合治疗，将脓液完全引出，方能生肌收口。

泡洗之法者，药水蒸熏，热水自疮口入，先泡后洗引毒随气水流出，一也。药水温热时，将疮口入药久泡久洗，使骨内热透，微有热气，其骨缝之脓，必扎不住。泡洗后，脓必随药水而出，二也。即或日久，停有干脓，又加以手法，揉而推，推而揉，其暗藏之宿脓，必因二法而易出，三也。又加以猪油膏脂涂其外，其药油浸入，又引动宿脓，随隙而出，更易尽矣，四也。此绝妙之方法也，除保丞门人外，他医无有知此法者，不可轻易泄漏，谨记。

【注】治疗方法第一步，煎煮药液后让蒸汽从溃口进入，使脓毒随汽水流出；第二步，待药液温热时，浸泡患处，热水进入创口带入热量，脓液被稀释，随之流出创口；第三步，即便日久局部脓液黏稠，结合手法治疗，交替揉推，促使袋脓内脓液排出；第四步，外敷油膏，将患处脓液彻底引出体外。此种绝妙方法，除了本门传承人外，其余医者均不知晓，不能轻易泄露，需谨记。

芦节者，缘由跌打损伤，或因疮毒愈后，以致气血不舒，积滞于此，日久，渐渐长大长硬，医者每每见之作难，谓其多骨者有之。又说者，长成大毒，必用烂药、车药，将内中之多骨去尽，殊烂开去多骨反致久不生肌，甚至数年不曾收功者。

尤不止此，并有烂而致死者，误事多矣。但此症可用手法，舒其气血，难求速效。初治时，以一二月稍见功效，自是转机，后必陆续见功，渐软渐小，始加功用手法。凡遇此症，切勿畏难，又勿憎恶人之病，总宜耐烦细心，尽我之手段用功，即便是病不愈，我亦尽心，庶可对病者。

【注】肢体膨大样改变者，多由于跌打损伤，或是疮疡愈合后，气血不畅，积滞于局部，日久肿硬，医者见到此症多感棘手，有人认为是骨质增生，还有说法认为，此症可变危症，必须用腐蚀药，将多余骨质去除。殊不知腐蚀药可蚀骨腐筋，蚀骨同时容易引起创口久不收敛，疾病迁延难愈。不止如此，可伴发局部溃烂而危及生命，耽误治疗多矣。此症可手法治疗，逐步疏通气血，不可急功近利。治疗初期，在 1~2 个月内稍有疗效即是疾病转归向愈，此后症状必逐渐缓解改善，局部硬肿缩小变软，此时逐步加强手法治疗频率及强度。凡遇此症，不要有畏难厌恶情绪，细心诊疗，不能尽如人意，但求无愧于心。

如妇女之生瘰疬，每多生于十六七岁，以及二十多岁，未出阁之姑娘，或项间周围，耳后脑后，腮之下面，甚至腋窝肋缝、膝头、骨缝等处，最易生长，大小自碗豆大起，至大如鸡卵形止，大小不一，一连几个，多则七八个，少者二三个，医者每用箍药、敷药，说者箍溃，又说者箍散，殊敷竟未散，反为敷坏，不消反肿，欲溃不溃，漫肿无头，久之口渴心烧，其溃变必矣，是则不变之症，误治成变，未变者逼致成变。全不思皮裹肉包，平平常常，毫无变症之态，尽可用手法，推散其气血之疑滞，其患由于法之推揉，行其气血，待血和筋舒，病自愈矣。

桑氏正骨心法

【注】如果女性身患瘰疬，好发年龄多在十几二十岁左右，未嫁之时，发病部位多为颈项周围、耳后颌下，甚至累及腋窝肋间隙、膝关节、骨骼周围。起病迅速，肿块大小从豌豆到鸡蛋般均可存在，呈多发性，少则几个，多至七八个，医者多外敷箍围药，有人认为应箍集使其溃破，也有人认为应箍集消散，殊不知敷药后硬肿未消，反致肿势加剧，欲溃不溃，漫肿无头，日久出现口干口渴，胸中似火烧，其必生变证。本是易治轻症，而由于误治生变成重症。此为没有考虑到皮肉完好，全身无危相，可放心运用手法治疗，以推散凝滞气血，再以揉推治法助气血运行，血活而筋舒，疾病容易痊愈。

如核大如枝元者，先以手探其皮面，顺揉数十下，多多益善，加以推法数十下，又以大二指捻其核之根，必生于筋旁，两指甲刻其根根，使伤其根蒂，旋以大二指抢其核，每天如是者三次，核根浅者，不过十数天即散完，再施手法数日，除尽根蒂。病根深者，大如茶盅，硬如铁石，只要不红不肿，口不渴，心不烧，人不烦躁，惟核隐隐微痛，非变也，是核长也。急用以手法，先大捏、大揉、大抢，捏、揉、抢其核之结实面上，使结核面上一层，渐渐松，渐渐泡是散之象也，加以揉推，揉而推，推而揉。每天不计次数，核大者手法重些，核小者手法不宜太重，轻重合宜，无过不及，此乃王道之法门，必功无间断，倘一暴十寒，前功尽弃，无益矣。如核渐松渐泡，即用手法掇去其面上之泡，旋于里面之核实又加以捏掇抢，使里面之核，又松又泡，由渐而进，陆续依次抢揉，自必渐渐除其根蒂矣。

【注】如果肿块如同荔枝桂圆般大小，用手探查结块表面，顺

其走行揉按数十次，越多越好，再推数十次，拇食指触摸其结块根部，必生于组织间隙，指甲掐其根蒂，以断其根。再旋拧结块，每天操作三遍，根浅者只需十余天即可消散，继续治疗数日，可除尽根蒂。根深者，如茶盅大小，坚硬如石，局部不红不肿，口中不渴，胸无灼热，人不烦躁，仅结块隐痛，此非变证，而是结块生长之故。遇到此种情况可用手法治疗，可重力捏、揉、旋拧结块，使结块表面逐渐松软，此是消散征象，继以推、揉手法交替操作，每天可随时进行，结块大者手法宜重，结块小者手法宜轻，轻重适宜，刚柔并济，须坚持治疗，如果三天打鱼两天晒网，则前功尽弃，对病情没有好处。如果结块逐渐松软，捏掐皮肉使之脱离结块，再以捏、拿、旋揉手法逐层松解，最后必除根蒂。

用此手法，须仔细用心，举手时，医者眼一闭，心与手，似确见患者之肉里，时而轻，时而重，总求其不伤痛患处，又要使患处因手法而动，其平常之无影无形，才知道增减，若毫不用重手法一二，患处安然无恙，无益矣。如核大，先必用捏法三四手，四方捏动，周围又以揉推几十下，再施以掇法四十九下，不可过。初治时手法宜重，三三日后，宜轻轻下手，概以掇法当先，复后以揉推不计其数，每日如是。任他大，任它硬，以我血肉之手，血脉贴于病处皮上，治他血脉内之疾，无不灵验矣。

【注】此种病症运用手法治疗，需要认真仔细，手摸心会，治疗时充分了解病情，熟悉局部解剖，手随意动，法从心出，心意所向，手法随之，轻重有度，不宜增加患者痛苦，但又要让手法之效到达患处，平时很难体会，只有临证操作才能熟练，如果不使用重力手法操作，可能不会导致新的损伤，但对病情也无益。

桑氏正骨心法

如果结块较大，必先在局部周边捏三四遍，范围宜广，再施以揉推及掐法数十次，不可过度操作。治疗初期手法宜重，约十日后，手法宜轻，治疗均应先捏掐，再经常揉推，每天如此。不论局部如何肿硬，手法作用于患处体表，以治疗体内之疾，均有疗效。

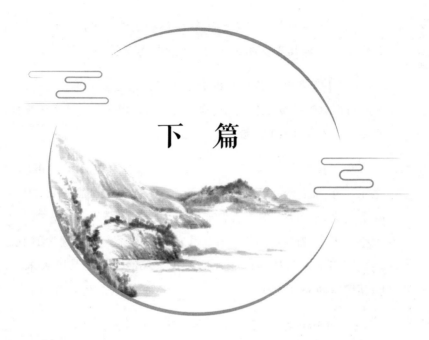

下　篇

桑氏正骨心法

囟骨伤损效验记

囟骨者，婴儿囟骨未合，软而跳动之处，名曰囟门。凡囟骨伤损，甚至其骨跌坏而掉脱，只要脑浆未出者可治。

【注】婴儿颅骨前后各有 1 个囟门，系颅骨未长合之处，此处软而有血管搏动之感。凡是囟门处损伤，即使开放性颅骨骨折，只要未伤及脑组织皆可治。

余于民国二十九年正月二十八日，有万邑万家岩冉珍贵之子，年方十四，于正月二十七清晨在桐树上搬干柴，失手跌下岩去，当即人事不省，血流满地，囟骨跌掉一块，如桐米大小，可直视脑髓。冉初请万邑之冉钟治疗，被冉判为不治之症。于二十八日晨，遂专人抬至我家求治，余见其脑膜未破，脑髓组织尚完好无缺。

【注】1940 年农历一月二十八日，万县万家岩冉珍贵之子，14 岁，于昨日清晨，在桐树上搬干柴时失手跌落，当即不省人事，血流满地，颅骨顶部开放性骨折，骨缺损范围约 2cm×2cm，可看到脑组织。先请万县冉钟医生治疗，冉医生认定为不治之症。今日凌晨抬送患者来家求医，医者文梁见其脑膜未破损，脑组织完好无缺。

其人昏迷不醒者，乃跌后大脑受震而致，兼之失血过多之故也。诊其脉数而有力口微渴，余当即定为可治。

【注】患者昏迷未醒，因跌伤致脑震荡，兼之失血过多。诊其

脉数而有力，口微渴，医者文梁认定为可治。

于是日上午十时，先用黄连浓度溶液和食盐水冲洗伤部，后进行理皮缝合，外以如意膏敷之，每日换一次。

【注】上午十点左右，先用黄连高浓溶液和食盐水冲洗伤口，然后行外科清创缝合，外敷如意膏，每日换药一次。

内治先服玉真散。破伤风症可防（但出血过多者，应以养血为主）。

制南星（生者不可用）一钱，防风三钱，白芷三钱，天麻三钱，羌活三钱，白附子三钱。

次服荆防败毒散二剂，忌油、忌风。

陈皮三钱，荆芥三钱，防风三钱，羌活三钱，独活三钱，前胡三钱，柴胡三钱，半夏二钱，桔梗三钱，川芎三钱，枳壳三钱，茯苓三钱，人参一钱半，甘草一钱。

接服玉竹参五钱，结茯神四钱，老川芎一钱，条羌活三钱，大独活二钱，香白芷二钱，明天麻三钱，金银花二钱，竹柴胡二钱，藁本片二钱，寸麦冬三钱，酒黄芩二钱，荷叶为引。

并从二十八日开始，常饮洋参黄芪当归汤，以治其头肿头痛（泡服治耳流血）。

西洋参四钱，黄芪五钱，当归四钱，茯神三钱，枣仁三钱，麦冬三钱，莲子三钱，乳香一钱半，没药一钱半，炙甘草一钱，水飞朱砂半钱，桂圆肉五钱，冰糖、橘红为引。

此病于正月二十八日始治，于二月初五日基本痊愈返家，回家后继服补中益气汤四剂而全好无恙。

以上完全照赞元公之法而获效验。

【注】手术完成后先服一剂玉真散，预防破伤风。再服荆防败毒散两剂，同时注意忌饮食油腻、忌受风。接着服用玉竹参汤。从治疗当日以洋参黄芪当归汤当茶饮，治疗患者头部肿痛症状。

患者从农历一月二十八日接受治疗，至二月五日基本痊愈，遂返家休养，回家后继续服用补中益气汤四剂以巩固疗效，彻底治愈。

此治疗过程完全依据桑天埴诊疗思想。

头受重伤效验记

余于民国二十三年三月二十日，有梁邑张大桐者，走亲戚赴万邑后山乡田家，代为放牛，不幸被牛打一角，伤汝脑侧，头痛巨甚，其肿如斗，诊其脑骨尚未破损，服下方三剂而愈，故记之以启后学。

【注】医者文梁于公元 1934 年农历三月二十日，接诊一位梁平县患者张大桐，患者因赴万县后山镇田姓亲戚家，帮其放牛时，不幸被牛角撞击头部，头部肿痛剧烈，诊查其无颅骨骨折，服用下方三剂痊愈，所以记录下来以启发后学者。

田七一钱，当归五钱，赤芍四钱，猪苓四钱，苏木三钱，桃仁三钱，厚朴二钱，香附五钱，木香一钱，枳壳二钱，大腹皮二钱，红糖、甜酒、橘红为引（忌油、忌风寒）。

此病者无外感，如有外感，必先去表邪。

【注】治疗中注意忌饮食油腻、忌外感风寒。此患者无外感表证，如有宜先祛邪解表。

头伤治效记实

一九五八年旧历腊月初八日，谢某被"吊木脑壳"，使头部受伤，齐额一转，约二寸宽，周围红肿，约有寸高，系被"吊木脑壳"两小时所致。

【注】1958年农历十二月八日，谢某头部受伤，头部齐前额一圈，约6cm宽，发红肿痛，高出体表3cm左右。

经余检查，其骨未损，伤在表层，其人虽坐滑竿前来求治，但其脉平，稍洪大有力，饮食强健，并无他病，其臂部虽有伤数处，亦系表伤，未损其骨，观其体格，尚强健，满身肥肉，经问诊，头痛巨甚，头晕目胀，耳鸣，不思饮食。

【注】经医者文梁体查，患者无颅骨骨折，仅软组织损伤，患者被担抬前来求治，其脉象平稳，稍洪大有力，饮食可，既往无病痛，其上肢虽有伤数处，也是软组织损伤，未伤及骨，观其体格，尚强健，满身肥肉，经问诊，头痛甚巨，头晕目胀，耳鸣，不思饮食。

余从抬滑竿工人中得知思想负担较重，据工人谢云中称："可能是吊久了一点，又挨了打，病确系事实，但思想包袱亦比较严重。"

【注】医者文梁从陪护者口中得知，患者思想负担较重，病确

　系事实。

据此，首先给病者解除思想顾虑，对病者进行个别谈话，使其安心治病。

于腊月初八日下午六钟，即用酒药擦揉头部及臂部伤处。

【注】因此，首先解除患者思想顾虑，和其谈心，使其安心治病。于当日下午六点钟左右，用药酒外涂伤处，配合擦揉手法治疗。

酒药方：生地三钱，当归四钱，川芎三钱，白芍三钱，红花三钱，乳香三钱，没药三钱，三七二钱，苏木三钱，白芷三钱，万年松为引。

并内服藿香正气散一剂：藿香三钱，白芷三钱，大腹皮三钱，紫苏三钱，茯苓三钱，陈皮三钱，厚朴三钱，桔梗三钱，甘草一钱。

初九日下午接服：玉竹五钱，茯神三钱，川芎一钱，羌活三钱，独活三钱，白芷二钱，天麻二钱，银花二钱，柴胡二钱，藁本二钱，麦冬三钱，黄芩二钱，荷叶为引。

初十至十二日服下方三剂（洋参黄芪当归汤）。

西洋参四钱，黄芪五钱，当归四钱，茯苓三钱，枣仁三钱，麦冬三钱，莲子三钱，乳香一钱，没药一钱，炙甘草一钱，桂圆肉五钱，朱砂半钱。

从初八至十二日，计五天，每天施以揉、摩手术，并擦以药酒，除头发处外，凡可贴膏药处，贴以新膏。

于腊月十三日晨，感谢病愈，出院返厂。

【注】伤后外涂药酒，内服藿香正气散、玉竹汤及洋参黄芪当

归汤。治疗期间每天配合揉、摩手法治疗，手法后伤处外贴膏药。治疗 5 天后，病愈返厂工作。

下巴脱落效验记

余于民国十九年庚午岁正月初三日晨，有梁邑屏锦铺余君佐安，于民国十八年正月初七日晨，打哈欠下扒两边牙腔骨下吊，经梁山，新宁等地外科医生治疗无效，特专程前往求治，又云：恐老医外出，特春节前往。

【注】1930 年农历一月三日，梁平县屏锦铺患者余佐安，于去年农历一月七日打哈欠导致双侧颞下颌关节脱位，经梁平县开江县等地外科医生治疗无效，特地前来求诊，害怕医者外出，专程春节期间前来。

余于初二日晚刚得三子悟魁，今晨逢人求治难症，理当救其困疾，吾当允诺，请病者等早餐，据云："昨晚宿新场下来大桥店子，今晨鸡鸣已餐，致谢。"

【注】医者于昨日刚刚喜得第三子悟魁，今日早晨便遇患者求治，按理当救治其病，当即答应为其诊治，并邀其共进早餐，患者称已吃过，感谢盛意。

上午时，经吾检查，其下扒窖骨处之芦节，坚如盘石，其人虽年方四旬，但经一年来的病疾，身体亦显瘦弱，吾对其兄余君佐贵云："此症因延日太久，芦节坚硬如石，需经一月左右，用散芦节之手法，兼服药饵，待芦节退后，方能接逗还原，如愿医治，前后恐需七七之期，不知余君意下如何？"

【注】上午时分，经过医者文梁的诊查，患者双侧颞下颌关节陈旧性脱位，关节囊挛缩畸形，关节僵硬，患者年约40岁，经过一年病痛折磨，身体明显消瘦。医者文梁对家属说道："此病迁延日久，关节处肿硬如石，需用1个月左右时间，以松解手法及药物治疗，待硬肿消退，方能整复脱位，如此前后治疗时间大约需要7周，不知你们意下如何？"

余佐贵云："吾弟附近各县求治二十二处，花黄谷壹百馀石，尚未治好，久闻开邑善字山桑君之门徒邓老先生手法，药方万分高明，特来求治，就是三月、五月亦愿请治，如芦节能散则散，不散亦不责怪老先生之手法不到。元安吾弟，病疾年久，经诸方检查，皆云不治之症，老先生既云七七可愈，实为万幸，日后定报老先生救人之恩。"

【注】患者兄长表示："我兄弟到附近各地求治二十二次，穷尽家财，尚未治愈，早就听闻开县善字山桑氏门徒邓老先生，您的治疗手段高明，特来求治，就是治疗三个月或更长时间都愿意，关节硬肿能消就消，不消也不会怪老先生，我兄弟患病日久，经多位医生检查后均判为不治之症，老先生既然承诺7周可治愈，实在是意外之喜，日后定报答老先生救命之恩。"

双方商议已定，即将病人及其内人陈道英安排在后寨客房住定，从初三始，进行手术治疗。初三至十二日，十天内，每日施以揉抡拿手术两次，早晚各一次。舒筋散，每日一剂。当归、杜仲、玄胡、肉桂、甜酒为引。

【注】治疗方案商定后，嘱患者及家属在后面客房住下，从今天开始治疗。此后十日内，每日施以拨、揉及活动关节手法两次，配合每日一剂舒筋散内服，早晚各一次，十日为一疗程。

经十日手术后，其下扒稍能上下移动三分左右，比来时的坚如盘石大有转机。十三日至二十二日，每日施以揉抡推舒捏按之法，内服加味益气汤，每日一剂。

蜜黄芪、蜜党参、焦白术、全当归、酒竹柴、酒升麻、骨碎补、毛化红（化橘红）、炙甘草，煨姜、大枣为引。

【注】治疗十日后，患者颞下颌关节能上下移动约 1cm，比刚来就诊时大有改善。第二个疗程，每日施以揉、拨、推、抹、捏、按等手法，内服加味益气汤，每日一剂。

经二十日手术，其下扒活动范围，较前扩大至七八分左右，但其牙不能闭拢，牙腔骨仍然不活动。但其人饮食增强，脾胃增健，从二十三日始改用加味益气汤加灵仙六汗。

黄芪、白术、党参、当归、威灵仙、六汗（川续断）、升麻、骨碎补、甘草，大枣、煨姜为引。

【注】治疗两个疗程后，患者颞下颌关节能上下移动 2～3cm，但上下齿仍不能闭合，颞下颌关节不能自如活动。但患者食欲增强，胃口大开。从第三个疗程开始，改为内服加味益气汤加威灵仙、川续断，每日一剂。

一日一服，并以拿法为主，兼施以揉法，至二十六日，大有转机，上下活动较好。于是在二十七日清晨，令病人端坐低凳，背后一人端捧其头，医者在前，施以拿投法手术，一投即上，骨还旧所，贴以膏药，上以帕系头顶，余君当即下地而拜，称吾"干爷"。

【注】第三个疗程以拿法为主，兼施揉法，治疗第 26 日，病情大有转机，颞下颌关节上下活动较好。第 27 日，嘱患者端坐矮凳上，背后一人端捧其头，医者在前，施以拿投手法，投送下颌头入白，外贴以膏药，以帕巾兜系于头顶，患者当即下拜，称医者文梁为干爹。

日后在我家调养数日，内服补中益气汤，外施以揉法，八日后解去包扎，其病痊愈。余君夫妻于三月初五日，双双辞拜道谢而去，次年二月初十日下午，文梁正在寨墙上坐眺远处，见有挑担者五人，前一人持青布伞，向大城寨而来，想必定是邓以贤之亲戚，前来送祝米，又见邓以贤之女，向寨外跑去，边跑边喊："爸爸，舅舅来了！"吾遂返回寨，入房间休息，未久，忽闻鞭炮声巨作，连声"恭喜"，闻其声，乃余佐安乾儿之音，遂出接见，以香火鸡红，拜药王五毕，请至客堂，收其重礼五担，休息数日，余乃归，此后余君每年正月初三，必前来我家拜访玩耍，亲若至交。

【注】患者在医者文梁家又调养数日，期间内服补中益气汤，外施以揉法，八日后拆除外固定，其病痊愈，患者夫妇于三月五日拜谢而去。第二年二月十日下午，医者正在院墙上眺望远方，见到有五名挑担者走来，前方一人手持青布伞。医者以为是女儿女婿亲友，前来祝福孙儿周岁，又看见孙女向外跑去，边跑边喊："爸爸，舅舅来了！"医者遂返回房中休息，不一会，就听见鞭炮声，伴连声道喜，听其声音，像是医者的干儿子余佐安，立即出

来接见，以香烛、公鸡祭拜药王像后，请来人到客厅安坐，收下五担重礼，在医者家中盘桓数日后，客人返家。此后余佐安每年农历一月三日，必定前来医者文梁家中拜望，两家亲若至交。

下巴榫骨内入案

自从学习治下扒，只有下吊往外，而今竟有新见症，内而不外口咬牙不开，因思其理病既异，即悟治须变法，按法理施用手治，果然入彀信不差，特记此案传后学，免致临症盲然差错。

【注】自从学习治疗下颌关节脱位，临床所见皆为前脱位，而今遇见新的脱位类型，即后脱位，表现为下颌骨向后移位，口闭合不易张开。考虑是新的脱位类型，那么治疗方法也应变通，按照前脱位复位原理反向操作，果然脱位得以纠正，特此记录在案以传后学之士，避免因为偶然遇到而茫然无措。

民国十一年，腊月初期，余在江里保鼎山蒋成绮家，医治成绮继配傅氏疗疮，即有余向年所医盗伤失主唐召贤，同伊三子重缘来成绮家，谒见异常亲热，始则坐谈往病，继而殷殷告诉三子病情，具云三子于八月中旬，校中炎热，倦而思寝，即搁下扒于床沿恍惚悟周公于梦寐，待其醒觉，已有口不能开状，如是者三月，莫知其情，如以为毒，则不红不肿，皮色依然，如以为病，医药枉效，祈祷无灵，绵延数月，病情如故。先生知病，但为我言。召贤言未已，余即暗窥病情，见得重缘面色坦白，下巴向左歪斜，口不能开，已知其子气血虚弱，骨节疏松，其榫骨已由搁睡时，触入在内也。所以下巴歪斜，口不张开，即此故也。召贤闻言，心中豁然，欢容请治。余别其平常治法，即命带其三子端坐，用布条将自己大指缠数层，加线捆稳，大指伸在病人口内，拿着（捉）牙框，左右横摇，计数十下，乘骨缝松时，连摇带拉（挪）一鼓而出，下扒即正，口自能开。俚曰：榫骨还旧如寻常，对角布帕要提防；两侧搭上系头顶，语言三日忌勿忘。

【注】1922年农历十二月初，文梁被开县江里保鼎山蒋成绮家接去，医治傅氏的疔疮，彼时有一位老病人唐召贤，带着他第三子重缘也来到蒋成绮家求医，故人相见，分外热情，寒暄过后才慢慢告知病情。其第三子名唐重缘，农历八月中旬，天气炎热，疲倦易困，不知不觉下颌骨抵在学校床沿睡着，待其一觉醒来，发现口不能张开，如此已有三个月，难觅其因。如果是外染毒邪，局部无红肿热痛；考虑神经损伤所致，但医药治疗至今无效，天天祈祷病情亦无好转，绵延数月，病情如故。因相信我的医术，特请我医治，唐召贤还未说完，文梁就已经在暗暗观查其子情况，发现其子面色㿠白，下颌骨向左偏歪，口不能张开，至此已经知道其子气血虚弱，骨质疏松，下颌关节后脱位，所以出现上述症状。唐召贤听后豁然开朗，满面笑容请我为其子医治。此次治法有别于往常方法，嘱唐召贤陪护其子身边端坐椅上，我用长布条将双手拇指缠绕数层，用线扎紧，然后伸入患者口腔内，置于下磨牙表面，其余八指分两侧置于下颌角附近，双手扣住下颌骨，左右前后方向轻轻晃动数十次，待下颌关节囊松弛后，边下压边拉动下颌骨向前，一次即告复位，口能正常开合。医理俗话说的好，关节复位后想如正常一般，需用三角巾固定，兜托下颌在头

顶打结，固定三天内勿开口。

此下扒榫骨由外入内（向内错），与寻常外脱不同也，特将此种病情治法一一笔之于书，后学其加意焉。

民国十一年腊月初间，于善字山谭家坪舍下，将内脱下扒前列病情抄录入案。

【注】此为下颌关节后脱位病案，非常见脱位类型，特记录诊疗经过，希望后学者仔细用心揣度。

公元1922年农历腊月初，在开县善字山谭家坪家中，将前列病案抄录下来。

颈椎错位功效记

记忆同治丁卯（1867年），余住万州书院，遇一人在沙坎子边大解，忽然沙坎崩一条下河，连人崩下，将颈项触入腔内，仅见头放在肩上，并不见项，来院求治，当请众世兄帮助，令病人坐头门外二步梯子，一世兄站病人面前第三步梯子，将病人之头捧端，又两世兄将病人之手各排拉扯一手，余站头步梯子。在病人背后，两手搭于病人之肩，将膝头在病人背间一撞，其头当即伸出，左右活动如故，众世兄午掌大笑曰，如有人当缩头乌龟者，可请桑保丞治之。

按此症全赖捧病者之头，医者将病背一击，排扯手者，腔骨周围必松，端捧头者，借击势一提即出，并非他巧。

此证直服藿香正气散一二剂，加当归、木香、萝卜兜。

【注】1867年，桑氏五世赞元前辈（桑保丞）住在万州书院

附近，遇到一人在沙坡边如厕，忽然沙坡滑动，患者随之滑下至河边，头顶触底，导致颈项部出现明显短缩，被人抬至住处求诊。医者检查后请几人帮忙，让患者坐位，一人立于患者前双手固定头部，向上拔伸，另两人立于患者左右侧，各自牵拉一侧上肢，医者立于患者背后，双手搭于患者肩部，用膝部骤然顶撞患者胸背中间区域，当即纠正颈项短缩畸形，活动自如。众人赞叹道：如果有人当缩头乌龟（颈项短缩畸形），可请桑保承诊治。

此种症状治疗主要依靠手扶患者头部，医者给予患者胸背一个冲击力，同时牵引双上肢，颈项部周围软组织必将松弛，手扶头部之人于此时加力向上拔伸即可复位。

此种损伤后需服藿香正气散几剂，加当归、木香、萝卜兜。

（良燕注：颈椎错位，宜按摩后采取可允范围内，左右旋转端提，加围颈衬之。前法不能随便试用，否则会造成瘫痪，慎之又慎。）

背肋胸肋俱歪手法效验记

光绪庚辰年九月下旬，余住万邑杨柳嘴邓云亭所开之一品店，有西路三正铺不远一人，来店称云，伊之子，乙丑生人，于己卯年，因大路过道晋省应乡试者络绎不绝，意欲作一小生理卖开水蛋，于是同伊子搬砖到路边茅店内作灶，其子年方十四，用背篓背砖，人身小力弱，乘不起，连人连背篓往后一仰，随即放下，当有微痛未觉，此己卯年五月事也。至庚辰正月，始知腰间脊骨作痛。其父母亦未大介意，于二月内愈痛愈甚。迨至五六月，天气大热，解去汗衣，始见胸前背后，肋胁俱歪，脊骨二三弯，渐渐不能行走，医者每每当作寒气湿气瘫痪，半身不遂等症调治，克伐药太过。形容枯瘦如柴。

【注】光绪庚辰年（1880年）农历九月下旬，桑氏五世传人赞元在万县杨柳嘴邓云亭所开设的一品店坐诊，有一名从西路三正铺过来的患者，叙述去年五月份因参加乡试过路者较多，想着在路边摆一小摊，和其子一起搬砖到路边搭灶，其子公元1865年出生，刚满14岁，人小力弱，背砖起身时未站稳，连背篓一起向后倒下，当即取下背篓，仅感背部微微疼痛。今年正月，其子开始出现腰背疼痛，他们夫妻并未重视，到二月份其子腰背疼痛越来越严重。一直拖到五六月份，天气变热，赤膊上身，才发现其子前胸后背明显凸起畸形，躯干侧弯，逐渐不能下地行走，其他医者均以外感寒湿邪气后所致瘫痪诊治，攻破消导类药物使用过度，患者形体消瘦如柴。

于十月初一日，问至一品店，面询一切情况，当令伊用轿抬到店内，同亲家陈平阶出外，解去衣襟一看，实在奇形怪相，以手探之。骨节处虽硬，而未老。于是同店居住，用木板硬床，下垫厚絮被，令病人平睡其上三日，初用手法。搜其变相之节骨缝处，一一搜放松活，如是者二日，次日用拍法，拍其骨歪之巅，掇其骨歪之中，揉其骨歪之缝，每天不计便数，经三日，满施手法，后仍盖以絮被，日夜不下床，第四天一看，所歪之骨，概行松活，仍令病者覆卧硬板床上，一人端头，二人排扯两手，一人扯双足胫，又一人端扯上掀盆骨，一人扯下掀盆骨，医者站在硬板床上，将两手摸其前后肋骨，撇、端、掇，正其脊骨，满手再摸，从上摸下，再按其骨榫处，如是者十数次，仍用棉被盖好，稍歇片刻，照原样扯好，轻轻用力，惟端头者不用力，医手再清摸擦掇按一次，然后贴膏药，用大裹脚（绷带）缠裹数层，上以夹器，捆缚紧扎，再令病人多睡片刻。扶立平平行走，看他周正与否，以后再每天如法舒筋，按骨、掇骨撤骨端其形势，以正为度，照旧捆缚，病易者十余日，病久远者，不过月余而痊，其病人于冬月内直到我家。自己能上轿下轿，行走如常，稍有未全耳。以此观之，己卯五月，算至庚辰九月止，已一年零四月之久，着意着力施治，彼来时身子不正，曲而不伸，肋胁俱歪朋，不能行走，经月余医治，也算得心应手，不但行走如常，身子亦正，肋胁完好，不像有病之人。凡习此道者。务宜细心揣度有恒，专心精习，一旦临证，不求有功，先求无过，于理然也。

【注】10月1日，来本店求诊，医者询问相关情况后，让他将患者担抬至店内，和亲家陈平阶一起除去患者衣物，观查发现患者躯干畸形明显，触诊感觉椎间关节未完全僵硬。嘱患者住店治疗，睡硬板床，身下垫厚棉被，患者仰卧位休息三天。先施以手法，在错位椎骨处充分放松，第二天用拍法，拍按揉凸起处，多次操作，到第三天，手法在躯干部整体操作，施术后盖上棉被保暖，嘱其不能下床活动，第四天，患者凸起畸形明显整复，局部放松，让患者俯卧于硬板床上，1人牵引头部，左右各1人牵拉双上肢，1人牵引双足，由一人在腋窝处，一人于骨盆处，对抗牵拉脊柱，医者站在床上，双手以推按手法在肋骨前后侧操作，椎骨整复后，从上向下触摸，并推按小关节凸起处，操作十余次，盖上棉被，休息片刻。还由轻轻牵拉四肢，轻端头部，医者再次触诊，如有残留畸形，施展手法矫正，贴膏药，棉布包扎，外用夹器固定，患者休息片刻。待精神恢复后有人搀扶平地行走，观

查姿势是否如常，后期每日根据恢复情况施展手法，直到完全矫正畸形，操作完后依然包扎固定。病情轻者十余日可痊愈，病重者需至少 1 个月恢复时间。患者于冬季到店复诊，能够自己上下抬轿，行走如常，基本痊愈，如此推测，从去年五月到今年九月，患病已有一年四个月。患者刚来求诊时躯干畸形明显，屈伸不利，不能行走，经一个月来的尽心尽力施治，行走如常，躯干畸形得以矫正，不像是患病之人。凡使用手法者，务必细心揣摩手法技巧，专心练习，一旦遇到危重患者求诊，不求有功，先求无过。

肩关节脱位功效记

同治庚午年，铁市覃复顺手膀脱入腋窝里二月之久，连脱四次，拟单服效，后遇此症，亦屡服屡效，故志之，以启后学。（玉竹强筋汤）

【注】同治庚午年（1870 年），铁市（开县地名）的患者覃复顺肩关节脱位 2 个月内出现 4 次，服用此方有效，后来遇到习惯性脱位者，服此方药（固榫汤）皆有效，故记录下来以启发后学者。

蜜玉竹四钱，漂白术三钱，白茯苓三钱，全当归三钱，蜜黄芪四钱，蜜升麻二钱，巴戟天三钱（用肉桂米酒炒），骨碎补三钱（去毛酒炒），桂枝尖二钱，炙甘草一钱，糯米 1 勺为引。

手膀芦节速效记

余于民国三十年中秋，有万邑熊家槽熊坤明者，手膀脱落下掉腋窝中已一年半矣，经各地外科治疗无效，于斯时专程前来求治，经余四诊，其人体强、力壮，年二十一岁，家贫穷，其人精神尚佳。诊其芦节，虽结头太大，但不十分坚实，其芦节欲动未动，尤在肩头上端尚松软，唯两侧坚硬。

【注】1941 年农历八月十五日，万县熊家槽熊坤明因陈旧性肩关节前脱位，经各地外科医生治疗后无效，于今日专程前来求诊，经文梁诊查后，发现患者年轻力壮，刚满二十一岁，家境虽贫寒，但精神尚可。肩关节处硬肿较大，但不坚，有一定松动感，肩上部较松弛，前后侧软组织挛缩紧张。

于八月十六日始用揉、推、抡、捏手法，一日三次，内服舒筋散，加苏木、赤芍、白酒、童便，一日一剂，方三日，其芦节全部松软，余于八月十九日，病者端坐，令玉堂用手掌病者胸前背后近手膀榫头处，令文林用双手扯病者手掌手指，令其侧平扯直，余乃从腋下，双手捧提而上，一提未动，二提稍动，三提一响而归原所，如法捆绑。

【注】从第二天开始治疗，先施以揉、推、活动关节、捏等手法，每日三次。配合内服舒筋散，加苏木、赤芍、白酒、童便，一日一剂。治疗三日后，关节处硬肿全部松软。农历八月十九日，嘱患者端坐位，一助手双手置于患肩腋下环抱患者以固定躯干，另一助手双手牵拉患侧上肢远端，并使患肢外展，医者双手环抱

患肢近端向上提拉，第一次关节未动，第二次关节稍稍移动，第三次听到弹响声，则关节复位，照前法捆扎固定。

事后再令病者，疗养数日，内服补中益气汤，于八月二十五日，舒筋手术始毕。因病者贫寒，余给米两升、银元半块，作为路费而归。

民国三十三年秋，余在万县沙河子碰见一大汉，担有煤炭一担，朝文梁对面而来，其人注目见是余，立即丢担于公路旁，朝余一拜，问清其由，此人乃治手膀之熊坤明也，目前生活困极，以卖煤谋生，问其手膀，熊曰："与好手无异"，故记之以启后学。

【注】复位结束后嘱患者继续调养数日，内服补中益气汤，直至八月二十五日，舒筋手法治疗结束。考虑患者家境贫寒，医者资助其大米约4斤、银元半块送其离去。公元1944年秋天，医者文梁在万县沙河子遇到一位年轻人，肩挑煤炭迎面走来，年轻人上下打量医者后，立即放下担子，朝医者文梁下拜，医者问清缘由始知，此人就是曾肩关节脱位的熊坤明，因生活困难，以卖煤为生，询问其肩关节功能如何，其说与好肩没有区别，故而记录以供后学者仔细揣摩。

手膀芦节难症效验记

文梁治案，民国二十六年三月十一日，有万邑弹子乡谭本益者，两年前上山拾柴，失足从岩上跌于岩下，当即左手肘骨折断，右手肩头脱臼，肩头之肘骨头子错脱于腋窝下，当即请彼地余医生治疗，左骨折一月而愈，右手脱臼一证，未能治痊。长成芦节，后又经万邑熊某、余某、万某等医治疗无效，今特专程前往求治。

【注】1937年农历三月十一日，万县弹子乡谭本益，因两年前上山砍柴，失足从岩石上滑落跌倒，当即导致左肱骨骨折，右肩关节前脱位、盂下型。伤后立即请当地医生治疗，骨折处经一个月治疗基本愈合，但肩关节脱位仍未复位，局部逐渐硬肿，后又请万县熊医生、余医生及万医生治疗均无效，今日特地专程前来求诊。

文梁诊其病，见肘骨头子已入吞口之下，在腋窝里近胁所，周围绵筋裹缠，病手只能横行运动，不能上举，但病者体气精神饮食一概俱强，毫不见弱，唯家道贫寒，药费欠足，经文梁诊断，芦节虽已年久，但其人体气正常，芦节虽大，除下腋处较硬外，其它三方，均不太坚实，定为三四月可愈。

【注】医者文梁查体后得知，肱骨头移位至关节盂下方，紧靠肋骨，周围软组织挛缩紧张，患侧上肢活动受限，幅度较小，不能外展上举，但患者精神尚佳，纳可，只是家境贫寒，诊费不足。经医者诊断，关节处硬肿虽已年久，但患者正气未虚，硬肿虽大，除硬肿下方坚韧外，其余各方相对松弛，初步判定治疗三四个月可痊愈。

由于病者家境贫寒，无钱医治之实际情况，只得采用贱药治之，于是叫病者备酒五斤，泡入。

【注】因患者家贫，无钱医治，只得选择价廉有效方法治疗，

嘱患者准备五斤白酒，将以下药物浸泡其中。

红三七二两，红牛膝四两，川红花四两，万年松四两，红酸草二两，石菖蒲一两，全当归四两，老川芎二两，桐叶阴干烧炭为引。

令病者早晚各服此酒一两，每日施以揉、推、提、抢、拿按手法，以散其芦节。

（注：进行手术时，必须以一人双手抱住病者肩头，另一人两手平正扯肘骨之下半段，方能揉、推、抢、按、捏、拿，散其芦节，否则百施无效。在施行手术时，必以药酒擦之，方可揉、推，每日手术毕，贴以生新膏）。

【注】嘱患者每日早晚各服此药酒约 50ml，每日施以揉、推、提、活动关节、拿按等手法，以促硬肿消散。

如是者达两月之久，天天不断施以手法，直至五月十三日晚间的一次手术中，其榫头处突然松弛而且软活，故于五月十四日上午八时，令病者端坐稍矮之凳，一人捧其肩头之胸前背后，使病者左手肩部，紧靠胸前。要求病体端正（选此助手，必须力大身魁，方能持续牵引）。另一人端扯肘之下节尽头处，医者双手插于腋窝中，采用提法。因病手不能上举，故令拉手，向下斜扯，三人同时用力，先排比斜扯，医者向外提未遂，又令拉手向背后角度斜扯，医者双手用力外提又未遂，又令拉手朝胸前角度斜扯，医者转至病者后侧，三人同时用力，一提一动，再提骨即一响，使肘骨顶端，滑于吞口边沿，余则又令拉手朝前平正直扯，用力徐徐转至侧平方向，医者左手从病手肩上抄过，抱其肩肘之榫头，右手从下往上，用大力一上提，又一振响，榫复归原所，贴以膏药，依法捆缚。

【注】经治疗两个月，每天手法治疗，至五月十三日晚间治疗时，关节处突然松弛而且软活。遂于第二日上午，让患者端坐矮凳之上，一助手从左侧环抱患者躯干，双手在患肩腋下交叉紧扣，另一助手牵拉患侧肘部，医者双手环握患侧上肢近端，向肩上方提拉。因患肩不能外展上举，嘱牵拉肢体远端助手向外下方用力，三人配合，同时用力。医者第一次向外上方提拉未成功；嘱牵拉肢体远端助手向背侧用力，医者第二次向外上方提拉亦未成功；嘱牵拉肢体远端助手向前侧用力，此时医者转至患者侧后方，三人同时用力，医者提拉后关节松动，加力再提即听到弹响声，肱骨头滑至关节盂平面。嘱牵拉肢体远端助手向前侧平举用力牵拉，并逐步内收，医者左上肢环抱患肢近端，右手握紧左手用力上提，又听到弹响声，即关节复位，外贴膏药，依前法捆扎固定，并内服下列药物。

玉竹四钱，白术三钱，茯苓三钱，当归三钱，黄芪七钱，升麻三钱，巴戟天三钱，骨碎补三钱，羌活三钱，桂枝三钱，甘草一钱，糯米为引。调养十日，每日一剂，于五月二十四日解去绷带，病愈归家。

【注】再调养十日，每日内服一剂，五月二十四日解除外固定，痊愈返家。

是年七月二十六日，谭本益又来我家，谈及肩头治后本来无恙，因下力后于七月二十三日晚，其榫头仍滑于腋下吞口内，病症复原，余又于七月二十七日上午，按拿法治之而归其位，捆以绷带，令其回家调养，仍服原方。并令十日后，自行解去绷带，是日下午，治毕谭乃归家。

【注】当年七月二十六日，患者忽然到访医者文梁家中，诉其肩部经治疗后已无恙，但因工作用力后于七月二十三日晚再次脱位。医者于第二日以按拿手法治疗，使关节复位，外用绷带缠绕固定，嘱其回家调养，仍然服用原方。第十日后可自行解去绷带，当日下午，患者即返家。

是年九月九日，谭又去我家，谈及前次愈后，归家十日十服药饵，其手无恙，乃解去绷带，挖地挑抬已一月有余，忽于九月六日下午肩肘榫头忽又下吊于吞口之中，特又前来贵处，请老先生接逗归位。

【注】当年九月九日，患者又来文梁家中，诉其第二次脱位后谨遵医嘱治疗痊愈至今已有一个多月，平日里挖地挑抬均无事，九月六日下午肩关节再次脱位。特地再次前来请老先生正骨复位。

余深思良久，此乃"滑而不生"之故。当即接逗还原，如法捆缚，令病者服下方二十剂，一日一服，回家二十日后解去绷带。

【注】医者文梁深思良久，此患者已成习惯性肩关节脱位。当即整复脱位，如法捆扎固定，嘱患者服用下方二十剂，一日一剂，回家二十日后解去绷带。

固榫汤（即桑氏祖传之玉竹强筋汤）：蜜黄芪七钱，蜜玉竹四钱，焦白术三钱，结茯苓三钱，全当归三钱，蜜升麻二钱，巴戟天三钱（肉桂磨水炒），条羌活四钱，骨碎补三钱（火爆去毛，酒炒），桂枝尖二钱，炙甘草一钱，糯米为引。

民国二十八年正月初五，谭本益上门拜会，见其右手与左手无异，谭称："挑担二百斤，亦未滑榫。"此乃固榫汤之神功也。故记之，以启后学。

【注】1939 年农历正月初五，患者上门拜访，观查其右手与左手无异。患者说现在即便挑担二百斤，亦不会出现脱位。医者文梁思索应是固榫汤方药之效，故记录下来，望后学者仔细揣摩。

骨折与脱臼误治实践记

1969 年初秋，有红卫公社跑马小学学生周成学在操场与人打狂，而将右手肘骨折断，并肘关节（道拐子）脱臼，按一般骨折情况，如系中段骨折者，则易于捆缚，但该生骨折处离活动关节仅一寸远，本属不好捆缚之症，加之骨折、脱臼二症并见，按照应先接其断骨，再合其榫错，但确有一医，将此伤处之榫错、骨折，均未合拢，而外加棉布、麻绳扎实捆之，方三日，不但病情未减轻，反而大红大肿，满手起亮泡。

【注】1969 年初秋，红卫公社跑马小学学生周成学在学校操场上与同学打闹时，不慎跌倒致右肱骨髁上骨折伴肘关节脱位，按照骨折一般治疗思路，中段骨折者，容易捆缚固定，但该处骨折，距离肘关节仅 3cm，本属不易捆缚类型，何况骨折合并脱位，应先整复骨折，再治疗脱位。但首诊医生在未整复骨折及脱位情况下，实施捆缚固定，刚过三天，患者右肘肿痛不仅没有好转，反而红肿异常，皮肤上遍布张力性水疱。

由蔡德祥老师领来我处治疗，我见此情，及令解去绷带，被捆之处，绷带一松，亮泡随即出现，大者有如鸡卵，林立可见，不能下手接合，我初令擦"紫药水"二日未效，乃用下方洗涤七日，亮泡消失而肤伤告痊。

【注】患者此时由蔡德祥老师带到梦彬处医治，梦彬查患者病情后，立即解取捆缚绷带，绷带一去即可见到局部水疱，大者如鸡蛋，密密麻麻遍布伤处，此时不可手法复位，先嘱其外擦紫药水，两天后水疱未消，后嘱其用下方洗涤皮损处，七天后水疱消失皮损愈合。

此时距跌伤之日较长，故虽多花功夫，日日不断，施以散瘀疏筋手术七日，见其芦节已软，次日先施合骨手术，将骨折处合于原所，贴以膏药，用纱布二层裹之，上加小夹板六块，依法捆缚，再合其榫错之骨，如法再加捆缚，后又施以疏筋平膜手术，再半月而痊。故记之，以启后学。

【注】此时距离受伤之时已过多日，故治疗还需多花功夫，每天不间断，施展舒筋散结手法七天，患者肘关节不再僵硬，第八天先整复骨折，外贴膏药，用两层纱布缠绕，再用六块小夹板固定捆扎，接着治疗脱位，依法捆缚固定，以后每天手法舒松软组织，半个月后即告痊愈。以此记之，启发后学者。

凡见此等症状，务须先治外伤再接其断骨、榫错，不能立即施以合骨手术，严加捆缚，否则糜烂不堪，更难收效。

【注】凡是遇到此类病症，务必先治疗皮肤损伤，再整复骨折、脱位，不能立即施术接骨，更不能捆缚固定，否则容易导致局部皮肤溃烂，更难治疗。

跌打起疱洗药方：羌活、防风、白芷、细辛、苦参、薄荷、蛇蜕、陈艾、当归、菊花、荆芥、茵陈、甘草、苦蒿、鬼针草，浓煎温洗（夏日则凉洗），以棉球浸洗，日数次。

肘关节芦节效验记实

外公桑祚隆云："大凡芦节，又真又假，时而无意一手之推拿揉抡即散完，或时大费心机，愈治愈变，以至腐烂不堪，甚则变成流注，长成管子，年久不愈，即或不死，已是残废矣。"

【注】梦彬外公桑祚隆曾言："凡关节僵硬、膨大性改变，有真有假，偶然无意间手法治疗后即消散，有时大费周章，越治越严重，甚至局部溃烂，形成流注，以致窦道，经年难愈，即便没有生命危险，但功能已丧失。"

大凡芦节，不论新久，经推拿揉抡而无痛感者不治，有痛感者可治。何也？如无疼痛感觉，即可证明，虽已错脱，但已在新所形成固位，长成新的肌肉，改变原有经络已形成新的组织矣，故不治也。反之则可治。

【注】梦彬结合多年诊治体会，凡是关节僵硬、膨大性改变，不论发病时间长短，经过手法治疗后局部无明显痛感者难治，有痛感者或为可治。这是为何？如无疼痛感觉，则说明虽然关节脱位，但已在脱位状态下行成新的平衡，软组织新生，替代原有连接结构，所有想要复位困难，反之则较容易。

后学者当留意，凡治芦节，贵在有恒，不可半途而废，一则有损医者威望，再则造成病者残疾终生，实可叹欤。

【注】后学者谨记，凡是治疗关节僵硬、膨大性改变，需持之以恒，不可半途而废，否则既损医者威望，又造成患者终生残疾，一旦错失良机，悔之晚矣。

时置 1964 年 5 月，在和平完全小学有二年级学生赵银屏者（长安大队人），年方十四，于元月下旬将手肘关节错脱，经开竹、赵家、南门、开城等处医治疗无效，一不能伸，二不能弯，吃饭、写字均用左手，时因该班老师唐良荣受病，我至该班代授课程，见此情景，庚即与该家长取得联系，由我治疗。

【注】1964 年 5 月，和平完小二年级学生赵银屏，时年 14 岁，于当年元月下旬，不慎跌倒致右侧肘关节脱位，经附近各地医生治疗无效，症见肘关节不能屈伸，吃饭、写字均用健（左）手。因该班老师唐良荣请病假，梦彬到该班代课，见此情景，遂与该生家长联系，并着手治疗。

初用山蟹数个，甘草一钱，三七三钱，白芷二钱，灵仙二钱为末，日日调酒敷之，外施手法，内服药饵，一月后，虽有好转，未见速效。当时，我对此亦缺乏信心，斯时，爱人友凡对我云："你接逗虽不错，我看也是当时跌断，她这么久了，恐难治愈。"反复思之，决定重新进行详细诊断，在老师们的惑疑、未必可愈的鼓动下，每日不断，又施以推拿揉抟等手法，外施药酒、包药，内服舒筋散，又半月，芦节果散完矣。余乃进行合骨手术，不久而告痊愈矣。故记之，以启后学。

桑氏正骨心法

【注】先以药散调酒外敷伤处，药散组成如下：山蟹数个，甘草一钱，三七三钱，白芷二钱，威灵仙二钱。再施以手法治疗，辅以药物内服，治疗一个月后，虽有好转，疗效不显著。至此，梦彬亦缺乏信心，妻子友凡对梦彬说："你虽然接骨复位技术不错，我看也是对于新鲜性损伤，这位患者损伤已久，恐难治愈。"梦彬经过思考，决定重新详细诊查，得出结论为可治之症，周围人的质疑转化成动力，而后每天坚持给患者治疗，推拿揉拨及活动关节等手法、药酒外擦、中药外敷结合内服舒筋散，又过了半个月，关节处硬肿已全部消散。梦彬立即接骨复位，不久之后即告痊愈。故记录下来，以启发后学者。

手胫错榫误治后转危为安记

同治十二年癸酉岁八月初旬，云邑白岩山有陈回春者，其孙年方十三四岁将手胫胫跌坏，回春善内科，自用敷药包患处，愈包愈肿，以至于臭烂不堪，于八月十一日始来求医，刚到近地，臭气即熏到屋内。启视其病，手胫已错者，未曾接逗还原，手掌已腐烂，形肿极矣，其病手比好手长一半、宽、大、厚，俱是好手的三倍，见其形势，不但下不得手接逗骨节，如下手皮肉亦难保。尤不止此，洗药洗不得，如洗皮肉亦难存。沉思良久，觉此症不用洗药，恐腐者臭者不能好，新拟一法，用药水泡病手，彼回舍，洗药熬成，俟温时，两钵轮流换泡，刚泡一天两夜，其手掌已消一半，腐臭减去大半，其祖来家称谢云：我孙几乎被我断送，其泡法甚妙，病者不曾吃苦，病已减去大半。今午吃两碗饭，三日后，腐臭者俱转成好皮肉，十五日回去，于十八日专程来家，为大小儿完婚，特来送情，此记。

【注】桑赞元治案，清代同治十二年（1873年）农历八月上旬。云阳白岩山的陈回春，其十三四岁的孙子跌倒后出现腕部损伤，陈回春擅长内科疾病诊治，自己做成敷药包裹孙子患腕治疗，结果越敷越肿，毫不见效，局部甚至出现溃烂发臭。于八月十一日才来求医，患者刚到门口，已是满屋臭味，查看患者后发现，腕关节脱位，未进行整复，手部溃烂，肿胀严重，是健手体积的三倍，考虑其病情，此时不能行整复操作，不然皮肤等软组织溃烂会更加严重。不仅如此，也不可外用熏洗药，恐伤软组织。沉思一个小时后，认为这种情况不用熏洗药，溃烂处万万不能愈合，拟定一副新方，嘱患者煎汤浸泡患手。患者回去之后，煎药汤待温后，分两盆轮流浸泡，浸泡治疗一天两夜后，患手肿胀明显消退，臭味亦减轻大半。陈回春来家道谢，自称贻误其孙病情，差点造成严重后果，浸泡治疗效果非常好，患者没有痛苦，而病情明显好转，今天中午还吃了两碗饭。三天后，患儿手部溃烂处已生出新肉，第五天回去第八天又专程来家，为儿婚宴送请柬。

泡药：系祖传洗药，原单洗药，合而用之。
吃药：系大补元气，兼清内热。

【注】浸泡药：是祖传熏洗患处方药，本来为单独外洗药，现浸泡后外洗。

内服药：是大补人体元气方药，兼有清内热作用。

按：此症陈某既是内科，又是自己孙子，未有不用心用药者，即用药断未有用烂药者，其病为何越治越坏，甚至坏成臭烂难堪皮肉不保之状，何也？盖榫头处骨已错开，未还原所，气血不能流通，故用敷药越滞其气血，以致肿而烂，倘使骨既投榫，万不能因敷而败成如此景况，陈某亦佩服。

臭烂者，不可再用敷药，如再用敷药，其皮肉当即卸去矣，迩时陈回春年已七旬，当下礼拜，恳求指示一二，余云：其肿因错榫而起，非毒肿也，榫错者，接逗还原，不药肿自消，榫错者未曾接逗如旧，强用敷药消肿，则是弄巧成拙，焉不得变症哉？

【注】分析：这个病案中陈某本是内科医生，患者又是其孙子，不可能不用心尽力治疗，用药也不可能出现差错。但为何患者病情越治越重，甚至局部皮肉溃烂呈难愈之像？主要是因为患者腕关节已脱位，未得以整复，局部气血瘀滞，所以使用敷药后瘀滞更加严重，导致肿胀并溃烂。如果早期脱位已整复，万万不会因为外敷药物而造成如此严重后果，陈某听后非常钦佩。

发臭溃烂者，不可以再使用敷药，如果使用，患者溃烂处皮肉立时脱落，新肉难生。当时陈回春已有七十多岁，大礼拜谢恳求指导，赞元认为，患者局部肿胀是因为关节脱位，不是感染，而关节脱位者，整复后肿胀不用药物就可消散，没有整复就强行用药物消肿，则会弄巧成拙，怎么可能不出现变证加重。

捆缚生变转安实践记

1967年上学期我在红卫公社周都村小教书时，有院内小孩李小毛者，从乒乓球台上跌于台下，将手部桡骨、尺骨一概跌断。其祖母刘翠兰对此小孙爱护至极，即请将此小孩之手接逗还原。因医院临近，为了避免医生不满起见，梦彬即建议请医生治疗，他当助手。斯时彼地医生全部出诊，无法就医。为了解除病者疾苦，加之人熟不便推辞，不得已而治其跌断之手，当即如法接逗还原，如法捆缚，松紧合宜。是日下午，梦彬即收到反映，有某医向"工农总部红卫战团"的黄元臣说："邓老师教书就教书嘛！又去医病接手杆，那又何必要医生干啥！"梦彬闻之万分气愤，于是向刘老娘讲："你小孩这个手我不医了，医生有意见，可找医院速治。"刘再三挽留，梦彬毅然拒绝，在当日下午，即至和平公社丕家村校，休息四天后，又来周都村小授课，见小孩之手背已大肿，并有亮泡数枚。问其故，乃捆缚太紧，请问是否已请当地医生诊治。刘曰："已请来诊断过，他们对正骨实属外行，都不敢松绷带。"见此情乃解去绷带，再施以揉法，复捆之，松紧合宜，对其亮泡，擦以紫药水而后愈，因松其绷带，使血脉通关，手之肿势，一日消完。又数日解去绷带，施以舒筋手术而告痊愈。

【注】1967年上半年，梦彬在红卫公社周都村小教书，有一名学生叫李小毛，不慎从乒乓球台上跌落，导致前臂双骨折。其祖母刘翠兰对这个孙子疼爱有加，立刻请梦彬为患者接骨治疗。因学校离医院很近，为了避免引起医生的误会，建议请医生治疗，我当助手。恰好当时医院医生全部出诊，无法接诊。为了解除患者疾苦，加之熟人相邀不便推辞，不得已为其治疗，当即接骨复位，如前法捆缚固定，松紧合适。当日下午，别人向我诉说，有一名医生向"工农总部红卫战团"的黄元臣反映说："邓老师教书就好好教书嘛，又要去接骨，那还要医生干什么呢！"梦彬听了

十分气愤。于是向患者奶奶说道:"我不能继续治疗你家孙子的骨折了,医生有意见了,今后可以去医院求治,我放假后要回家一趟。"患者奶奶再三挽留,都被其坚定拒绝了。当天下午,梦彬就来到和平公社丕家村小,在此地休息了4天才返回周都村小继续授课,此时见患者手背肿胀严重,并有数个水泡。诊查后始知,是因为捆扎太紧所致,询问患者是否接受医生治疗,答道:"已请医生诊治,但他们对正骨技术不熟,绷带都不敢拆开。"梦彬听到此处立即拆去绷带,局部施以揉法,疏通气血后重新捆缚,并调整好松紧度。水泡处涂擦紫药水后痊愈。绷带松紧调整后,气血畅通,手部肿胀第二天即消退。过了几天拆去绷带,局部施以舒筋手法促其痊愈。

据此可知,凡遇当即跌断,当即接逗之症,务必在次日或当晚,松解绷带一度方妥,因当即跌断,当即就医,其伤未肿,后必大肿,所捆之绷带,当时本系"松紧合宜",但一经肿后,松紧已不合宜矣,故记之以启后学。

【注】从这个案例可以看出,凡是遇到骨折后及时整复者,务必在当晚或是第二天,松解绷带一次。因为骨折后肿胀是一个逐渐加重的过程,刚复位后捆扎的绷带松紧适宜,但过两天则由于肿胀更加严重导致捆扎相对过紧,影响局部血运循环,所以记录下来提醒后学者。

我又于1969年10月,有云阳县胜利公社新民大队黎昌碧者,于当年旧历7月26日将右手之桡骨跌断,撬出约有一寸,腕骨爆出现于内关之下,约五六分,四五掌骨移位于尺骨头子之外侧,据黎云:经云阳县正骨医师多人治疗未愈,特专程前来求治。斯时已达一月零二十一天之久，三处伤患均有绵筋少许缠裹，伤处遂用硬竹板四块，并加宽绷带扎实捆缚，由于捆缚太紧，历时又长，手杆近腕处足有三四寸长显得特别瘦小，骨现原形，致使掌肿，厚度达二寸有余，并现有血小块若干处，其上节亦有肿大之象，虽不及掌部严重，观之亦难忍睹，当即判断，三处伤损，易取速效，唯掌部肿大，历时又长，恐一时不能复原。经数日治疗，伤折数处，先后已愈，但掌肿如故，用"跌打消炎散"。

【注】1969年10月，云阳县胜利公社新民大队患者黎昌碧，曾于当年农历7月26日跌倒致右桡骨屈曲型骨折、下尺桡关节脱位及第4、5掌骨脱位。患者自诉，经云阳县多名正骨医生治疗未愈，于今日前来求诊。骨折至今已五十多天，损伤处软组织挛缩畸形，四块硬竹板固定，外用宽绷带加压包扎，由于捆缚太紧，固定时间长，前臂远端约10cm肢体变细，软组织萎缩严重，现出骨骼外形，手掌肿胀严重，掌厚越6cm，多处瘀斑，前臂近端部分亦明显肿胀，我当即判断，骨折容易治疗，但肿胀消退需时较长，难以短期见效。经过数日治疗，骨折脱位已基本痊愈，但手掌肿胀如故，遂采用"跌打消炎散"治疗。

姜黄、白芷、栀子、红花、碎补以敷之，达两日之久，将掌内死血全部提于皮肤表面，后以药酒频擦之，三日后全部消平，始告痊愈，病者乃归。

【注】用姜黄、白芷、栀子、红花、骨碎补捣碎混匀外敷伤处，待两天后手掌内瘀血全部渗入皮下，再用药酒频繁涂擦，三天后全部消散，患者痊愈回家。

此等肿大之证，实系人为，造成病者更多疾苦，望后学者，对捆缚一术，切勿草草了事，误人残疾终生，实可痛欤。

【注】上述肿胀严重之症，其实系人为所致，造成患者痛苦加重，期望后学者对捆扎操作技术认真学习，切勿敷衍了事，严重者可致人终生残疾，如此结果让人痛心不已。

并附酒药方于后（勿内服）：

生地三钱，当归四钱，川芎三钱，白芍三钱，三七三钱，海马一钱，红花三钱，苏木三钱，白芷六钱，川乌一钱，甘草一钱。

骨折失治实践记

1954 年上学期，我在岳溪小学教书时，曾有一学生李继明者，因打球跌断桡骨，经接逗还原，如法捆缚，该生不辞而去，未将此诀予以交待，七日后该生复来上课，见其骨折处已基本痊愈，但腕关节稍肿，且成麻痹之症。吾当即责怪该生不是，但后遗症已成，必须即治，以防后患之忧。因所处无药，倘若全凭手术治疗，恐收效尚欠，故介绍该生前往梦彬父邓文梁处就诊，十日而告痊，乃返校复课。

【注】1954 年上半年，邓梦彬在开州岳溪小学任教，有名叫李继明的学生，因为打球时不慎跌倒致桡骨骨折，经正骨复位固定后不告而辞，还未有时间告知其注意事项。七天后该生回校上课，观查其骨折断端已基本连接，但腕关节处肿胀，且活动不利。当即指出该生不应不告而辞，现后遗症已成，必须即刻救治，以

防形成残疾。因学校没有药物，如果只是手法治疗，疗效欠佳，所以介绍该生前往医者父亲邓文梁处就诊，治疗十天即告痊愈，随即返校上课。

又于1969年，曾有一医对我讲："我曾治一尺骨折断之症，因当时诊断大意，后来尺骨虽接好，但腕关节失常，当时未见及此处曾有跌伤脱臼之象，实在粗心大意。"吾曰："此非粗心大意，乃技术未过关耳。"

【注】1969年，曾有一名医生对梦彬说："我曾治疗一例尺骨骨折患者，因为当时诊疗大意，后来骨折虽愈合，但腕关节活动功能丧失，当时没有发现腕关节有脱位的症状，实为粗心大意所致。"梦彬直言："此种情况并非粗心大意，乃是诊疗技术不过关。"

骨折误治不愈实践记

1968年10月27日，我从红旗场至和平供销社购鞋，有和平大队社员郭九林者在粮店修仓库，不慎被墙石将左手桡骨和尺骨打断，初由和平诊所一医治疗，病势有所好转，数日本应再度施行手术，但该医出诊在外，则又经和平诊所另一医复治后，其伤势加剧，浮肿至极，疼痛难忍，引起病者不满，粮店负责人据此情况，亦前往诊所追究其故。医生之间，曾一度分歧。经研究决定，速将病员护送南门场就诊。正待候车之际，梦彬乃至，郭即请梦彬吃饭，初未受，见是熟人，也不便于推辞。未几，粮店熊栋梁同志、诊所刘体合同志等，先后均至。请我对此症予以治疗。为了避免矛盾，我力图拒绝，正当他们在诊所谈及诊断之时，我即去供销社买东西而离开诊所。熊、刘等亦速赶至，虽再三推辞，但因熟人太多，将我推拉而至诊所。在推辞不掉的情况下，乃解去绷带，如法施治捆缚。数日梦彬曾听粮店李大寿讲："这次接后，既不痛，又消了肿，不会再借工伤之故，来找我们的麻烦了。"

【注】1968年10月27日，邓梦彬从红旗场到和平供销社买鞋，遇到和平大队社员郭九林在售粮处修仓库，不慎被垮塌墙面将左桡、尺骨压断，初时由和平诊所一名医生救治，病情有所好转，这几日本应再施手法治疗，但主治医生出诊在外，经另一名医生治疗后伤情加重，肿势加剧，疼痛难忍。因病情反复，引起患者不满，售粮处负责人根据情况，亦前往诊所追问其故。医生之间，曾一度发生分歧，经集体研究决定，立即将患者护送至南门场就诊，等待公交车期间，正好遇到梦彬。患者旋即要请其吃饭，只因相熟，推辞再三未果而接受。未过多久，粮站熊栋梁同志、诊所刘体合同志等先后到来，均请梦彬出手医治。为了避免发生矛盾，邓婉言拒绝，当他们在诊所讨论病情之时，梦彬便言及要去供销社买东西而想离开诊所，众人闻之将邓围住，不让其离开，只熟人太多，又将邓推拉至诊所内。在推辞不掉的情况下，解去患者前臂绷带，如前法施治后捆缚。过了几日，梦彬听粮站管理者李大寿闲聊说道："这次接骨复位后，患者既不痛，又消了肿，不会再以工伤为借口来找我们的麻烦了。"

按一般规律应定期松解夹器，施行"舒筋平膜"手术若干次，并宜在治疗过程中兼服药饵，方为全可。但该郭对此确一概未闻，只经"合骨"初治而终。后至1969年春，我曾见此人，问及伤势，郭曰：接后未曾请他医治疗，亦未服药，现在手能用力，挖地、搭田坎无问题，只是变天时略有疼痛，伤处仍存一小包未散。"我认为："此乃手术未全之故也，并无他耳。"

【注】按照一般治疗原则，夹板固定应定期松解固定物，施以舒松软组织等手法，并在治疗过程中，内服中药辅助治疗，方得全功。但在这例病案中均未运用，只是接骨复位而已。到 1969 年春天，梦彬又遇到该名患者，询问病情得知，其得我治疗后未寻他人医治，亦未服用药物，现在上肢有力，农活无碍，只是天气变化时，伤处略有疼痛，局部仍有小肿块未消散。梦彬说道："这应该是手法治疗不彻底导致。"

据吾思之，此症在三五年或十年之后，若逢该员身体虚弱之际，其症必变，变则红肿痛极，甚则形成流注，长成管子，影响骨膜骨髓，甚而使全肢麻痹，其手必残废矣。

【注】据梦彬推测，这名患者短则三五年，长则十余年，如遇身体虚弱之时，病情必然生变，彼时局部红肿热痛，甚至形成流注，出现窦道，可能伴发骨膜炎、骨髓炎，甚至导致整条上肢麻痹，必成残疾。

骨折二治全痊记要

余自八岁学医以来，幼时随父正骨，遇骨折之症，不下千百，例案颇多，不拟详述，仅举近年一例。

【注】梦彬自八岁随父学习正骨复位，遇到骨折病例较多，不便一一细数，仅以一近年病案举例。

凡骨折有"二治",一曰"合骨",二曰"舒筋平膜",缺一不可。此乃医家必晓,经余诊疗实践,凡见骨折后遗诸症,各有所因。有医家手术不周而致疾者;有误服药饵而致疾者,有家贫缺钱医治而致疾者,有不听医生指导而致疾者;有误期定时诊治而致疾者;有好酒贪食辛辣而致疾者;有早期进行房事而至疾者。凡此等等,尚不尽述。总之,全赖医家对病员的关怀体贴和病家的自我保重。如医者粗枝草率,应付了事,必成残疾。反之,病者不以为然,不自量力,不遵医嘱。纵有华陀在世,亦必致残疾矣。

【注】凡是骨折,分两步治疗,首曰合骨,次曰舒筋,两者缺一不可,此乃医者必知。经梦彬多年实践总结,凡是遇到骨折后遗症患者,各有所因。有医者的手法不熟练导致患者残疾;有用药不当导致患者残疾;有家贫无钱医治导致患者残疾;有不遵医嘱导致患者残疾;有诊治不及时或治疗时间过短导致患者残疾;有诊治期间未禁酒、忌口、禁欲导致患者残疾等,不一尽述。总而言之,疗效好坏全赖医者对患者的关怀体贴和患者的自我保重。如果医者诊治草率粗心,敷衍了事,必致患者残疾。反之,如果患者本身不以为然,不遵医嘱,纵有华佗在世,亦未必不成残疾。

至此,必有人惑疑。其人受病,岂有不自重者哉?但经余实践,此等常有,仅举一例,以作警惕。1969年,遇云阳县胜利公社黎昌碧者,其手骨折一处,脱臼二处,历经数医治疗未愈。历时两月之久,观其人之表面,言:"请医生仔细,我手残疾难受。"为其实质则:处方购药不全,医疗定期不至,此等病员,常有一二,故略书短文,以告后学。

【注】言及至此，必有人心生疑惑，患者出现病损，怎么会不重视呢？但根据梦彬多年诊疗经验，此等情况多有出现，现举一例，以作警示。1969年，云阳县胜利公社患者黎昌碧，其上肢骨折伴脱位，历经数名医生治疗未愈，前后达两个月之久，从表面来看，有医生治疗粗心草率的原因，本质上也有患者购药不全，就诊次数不够，治疗不彻底的原因，此类患者，常有遇到，故简短介绍，以警示后学者。

1965年12月12日，有和平大队黄凤胜者，因梯地放炮不慎，将右手桡骨、尺骨一并打断，肿甚痛剧。求余诊治，经细问骨折之故后，再按摸骨形，知其双骨均断，乃备齐绷带夹器，如法施治捆缚，当日内服跌打救急散。

【注】1965年12月12日，和平大队患者黄凤胜，因为在阶梯上放鞭炮不慎跌倒，导致右前臂双骨折，肿痛剧烈。患者求梦彬诊治，经过仔细诊查后，得知其右尺、桡骨均骨折，随即准备好绷带夹板，如前法正骨复位后捆缚固定，当天内服跌打救急散。

踢打救急散：制马钱子三钱，红花二钱，桃仁二钱，杏仁二钱，白酒童便引，开水送下，早晚各一次，每次五分至八分，重者一钱。

次服活龙饮三剂：桂枝三钱，白芍三钱，当归三钱，川芎二钱，杜仲三钱，续断（六汗）三钱，白薇三钱，三七三钱，红花一钱，甘草一钱，牛膝三钱，松节三个。

12月16日前来复诊，其肿已消，绷带将脱，余乃解去绷带，固定伤手，轻轻触诊一次，查其伤骨吻合，换以膏药，复捆夹器，松紧合宜，又令服下方四剂舒筋散。

桑氏正骨心法

【注】12 月 16 日前来复诊，肿胀已消，绷带松弛，我将患处绷带解取，牵拉伤肢固定，另一手轻轻触诊伤处，检查骨折断端是否对合，然后更换膏药，安放夹板捆扎，松紧适宜，最后嘱其服下方舒筋散四剂。

舒筋散：当归五钱，杜仲四钱，元胡二钱，肉桂一钱，甜酒为引。

同月 20 日前来复诊，查其伤骨愈合，余乃解去绷带，夹器，每日施以揉、推、抡手术，进行"舒筋平膜"连续十日，天天不断。在施行手术前，必将药酒点燃烧热而后揉擦、并日服此酒。"舒筋平膜"需两助手，上下如法拉扯适宜，方可施行手术，否则百施无效。

【注】12 月 20 日再来复诊，检查其伤处愈合情况后，解取绷带，每天施展揉、推、拨等手法，连续舒松软组织十天不间断。每次手法治疗前，必先准备药酒，并点燃后揉擦伤处，同时每天内服药酒。舒筋手法需两名助手，在患肢远近端牵拉固定，方能施术，否则百治无效。

药酒方：生地、当归、川芎、白芍、红花、乳香、没药、苏木、三七，万年松为引。

至月底，病已痊愈，而手术告终，至今数年，该患伤手与好手无异，如此者颇多，仅举一例，以作骨折证治记实，以启后学。

【注】当年 12 月底，患者病已痊愈，手法治疗告一段落，至今已有数年，患者伤肢与健肢并无区别，此类患者颇多，在此仅举一例，以作骨折诊治效验记录，启发后学者。

手指脱落不易用夹案

接逗不难捆治难，难在破烂捆治间。不压坏肉能治骨，思想夹器费周旋。

有如民国十四年四月十九日午前八钟，卢家湾寿云兄家五侄植生，买烟甫回，适炮厂送枪二支至，大侄书田，命其试枪，植生信手执枪，率然一试，枪响而二把手处，木壳震飞，俯视左手食指近根处，梗骨爆断，皮肉脱落，白骨裸裎，连筋带肉零星系吊，破烂不堪，仅中指边有韭叶许皮子斜吊手指于指岔，虎口处皮肉亦已破裂，竟成巨口，长有二寸许，宽有寸许，血流遍身，举家骇然，聚哭一团，当专二肩舆，接余疗治。余闻如此之凶，即将应用药品办齐。随至植生家，正阶少坐，烟茶毕，即进内房，诊视病情。走至榻前，植生横睡烟床，见余至，豁然翻身举手而起，余见手指零星系吊，满面青黑，半呻半哭，状难忍睹，余随将手指排扯端正，略带些力，接逗还原。

【注】骨折复位不难而包扎困难，难就难在开放性骨折复位后的捆扎，在不影响创口愈合的情况下捆扎保障骨折断端对合，思索夹器摆放方式颇费周折。

有一病例，1925年农历四月十九日上午，卢家湾寿云兄家五侄植生买烟刚进家门就遇到炮厂送来两只枪，大侄书田让其试枪，植生随手拿起枪便冒然开枪，结果枪支炸膛，导致其左食指基底部开放性骨折，损伤较重，软组织出现缺损，损骨外露，仅靠中指侧有小部分软组织连接骨折远段，虎口处皮肤破裂，伤口大小约 6cm×3cm，出血较多，遍布全身。家人见之均伤心难过，当即准备了肩抬轿接梦彬前去医治，梦彬初听病情后，将可能使用药物带齐后马上出发。到了植生家，稍作休息后到卧室内诊查病情。患者仰卧床上，见梦彬到来，立马翻身举手给其查看，见患手仅有小部分软组织连接断骨，患者面色青黑，痛苦呻吟不止，病状凄惨，随即牵拉远近断端，略微用力使之对合。

此症不难于接逗，而难捆治，何也？周围破烂，存无余肉，用夹捆治，则坏肉难压，不用夹治，则断骨动摇，斯时求一捆治之法，竟能治骨，又不伤坏肉，实难乎其难矣。余思考再三，始用线索一截，一头将食指尖系着，其另一头系在大指中节。长短合宜，系扯稳当。食指与中指间用合宜之寸寸衬起（分开），使之平正，暂为治住。后经一夜周旋辗转踌躇，始将靠近中指一边夹器想酌，夹器为何？挨中指一边用大指大的竹儿小半边，上头留五分长儿枧槽形，刮削活泼，贴在食指靠近中指一边以便捆缚，使其合窍。其五分之下，中间挖空，两边只留麻绳粗一线，软硬合宜，用火烧熟，郁开，作叉形长三寸许，由指岔插下至掌背掌心，各叉一股。此夹制成，须用布条缠捆，不使伤肉，其靠近大指一边用韭叶宽箴片，用火由近下端处，略郁成形，又能贴肉，又不伤坏肉，软硬合宜，刮消光丽，上端比齐食指二节好肉处，下端比齐食指根好肉处，其掌心一边，亦用韭叶宽箴片，用火由中郁再梢形，软硬合宜，刮削光丽，上头比齐食指二节好肉处，下端比齐大指根好肉处，共计三夹。叉形夹子，安在食指靠近中指一边；箴片略梢夹子，安在挨大指一边；箴片由中再梢夹子，安在食指靠近掌心一边。

【注】此种骨折为何复位不难，而包扎困难呢？患处软组织损坏较重，有缺损，如果用夹器固定，则残存软组织损伤难于修复，不用外固定，则断端不稳定易再次移位，梦彬当时就在想，既能够固定断端，又不致损伤残存软组织，实在是没有很好的办法。反复思考后，梦彬用一根细线，一头系于食指尖端，另一头系于拇指中节，调整长短，系紧稳妥。食指与中指之间，用大小合适软垫撑开，此为暂时性固定。经过一晚反复斟酌，考虑在患指尺侧放置夹器，具体为拇指大小的竹管截取小半边，上沿做成凹槽型，修整光滑，放置患指尺侧时贴合紧密，方便捆扎，下段中间切开制成叉型，叉臂仅留麻绳粗细，软硬适中，火烧后塑性，长约 10cm，叉型自食中指指缝处插入，叉臂分别位于掌心掌背侧，并与皮肤贴合紧密，掌部布条缠绕包扎固定，对于患处软组织挤压较轻，在患指前、外侧，分别用细薄竹片夹持，竹片应塑形修整光滑，上端均平食指远侧指间关节，外侧竹片下端超第二掌指关节，前侧竹片下端平第一掌指关节，共有三块竹片夹持固定。

三夹安齐，上端用线索由食指二节好肉处周围围捆三转，紧松合宜。下端用线索，由大指根好肉处，又由掌背掌心周围围捆三转，紧松合宜。但捆此处线索于二转时，须将靠近大指一边夹端，用线索缠绞一转，使不移动，方为万全。

【注】三块竹片位置放准后，在患指远侧指间关节近端用粗线缠绕三圈捆扎。在第一掌指关节远端用粗线缠绕手掌三圈捆扎，但在缠绕第二圈时需绞缠外侧竹片一圈并打结，以防止粗线滑脱，确保固定牢固。

此等夹器，系从空中得力，不着坏肉，特立此案，后学遇此，乃不难于夹器之用焉。（夹缚器具因病而制。）

【注】这种固定物是在患处两端捆扎受力，对于患处软组织挤压较轻，特记录在案，后学者遇到此种情况，不至于因为固定物及方法而为难。

尾骨头插入肾囊侧边功效记

同治甲戌年四月，余住开县康济堂理捐输事，一日有一人称云，格老爷被马打伤在地，不一时，肖开焕来求医，称伊族叔肖天格同一栈房各养马一匹，两马同槽打架，天格一人解不开，反被焕之马一蹄，端打天格左膝头内侧，膝间伤痛，惟胯根大榫头插入肾囊边，喊叫不止，口称救命不已，焕求余同去。见病人仰睡在地，恰好用手法。令一人将病人腰间按住，一人将膝头处向上提起，另一人抬足掌，余以两足骑在病人身上，左手掇按于肾边错骨头，以右手将膝头用大力一抽，此时两下一齐用力，一下即投正。如何提法，如何睡法，前已载明。

【注】1874年农历四月，医者保丞在开县康济堂主持捐献财物，某天有人传言格老爷被马踢伤，没一会，肖开焕来店求医，述说与其族叔肖天格同住一家客栈，各自有马一匹，发现两马厮打，肖天格一人拉不住，反被肖开焕的马后蹄踢中左膝内侧，膝部伤后疼痛，左股骨头向前下方移位至腹股沟处，痛苦不堪，不停呼喊救命，其央求医者同去诊治。天埧到现场后发现患者仰卧地上，正好方便治疗。立即寻一名助手固定患者腰部（骨盆），另

一人抱持左膝并上提屈髋，第三人抬起小腿，医者骑坐右侧下肢上，左手抵住患者左髋股骨头内侧处，右手从外侧拍打患者左膝，左手处同时向近端推挤，两种力量同时作用，一次即可复位。

尾骨错出挂在尻骨外见效记

绥定府城外住，张大薰号功臣，家饶裕，妾生一女，年六岁时，大腿上榫头，错冲上去二寸许，于丁亥五月求治，视其病足已不能行走，比好足短三四寸，其患足屁股高几寸，足即短几寸。审其病情，其错上之骨头，挂在屁股之侧，以霸道下手扯，不能下原位，天堉仍将所挂之骨更抬高些，以一大指抵推下去，殊此病已患数年之久，胬肉长满原位，放手仍然退转，复施以散胬肉之手法，经两三月之久，于八月内始散完胬肉，送推原所，当时比好足还长一鞋底子，两三日两足一样齐，行走如常。

【注】四川省达州市城外有户人家，主人张大薰号功臣，家境殷实，其妾生一女，年满六岁时，髋关节后脱位，于1887年农历五月来店求医，天堉检查后发现患者已不能行走，患肢较健肢短缩10cm左右，其患侧臀部高出多少，患肢即短缩多少。分析患者病情，其股骨头移位至臀后，如果用重力牵扯，不可能复位，如果仍照前法，向外下方推抵，殊不知脱位已有数年，关节周围软组织已出现挛缩，髋臼已被肉芽结缔组织等填充，即使股骨头恢复原位，待推抵力量撤出，会出现再次移位。局部必须施展松解类手法，待两三个月后局部已松解，再次操作可复位，复位后可能较健肢稍长，两三天后恢复至等长，行走功能亦恢复。

按此症，女生于已卯，病得于甲申，治于丁亥，幸未变症，其病者体甚弱，饮食减少。回去时，两足是一样长，面容亦渐渐长肉，饮食强健，可见手法为要，乃正骨之不可少也。散瘀结手法时间长，很重要。

【注】此症是第五代传人桑天埴治疗总结。患女出生于1879年，1884年发病，1887年得到医治，发病期间幸好未生变证，但患女患病期间体质较弱，食量减少。复位后回家时，双下肢等长，脸型渐圆，食量大增，可见手法的重要性，亦是正骨成功关键所在。

凡见症，每有不知病在何处，不曾清查实在，即指一处医，日久不愈，医生说好了，病者说未曾好，可发一笑。

【注】此种病症，如果不知道问题在哪，没有审查清楚，胡乱医治，经久不愈，医者强说治愈，但患者仍感不适，岂不可笑。

尾骨脱落效验记

余记得咸丰十一年辛酉岁腊月初一日，有万邑红岩坪杨六老爷（系田家岭谢垣轩之妹丈）其妻谢氏于冬月初旬怀抱小女坐兜子走人户，正转曲尺拐，扇板索断，将母女吊下岩去，仍转回家，谢氏母女，俱不能行走。当延柱头山熊先生父子，伊看病后，称系膝头损坏，母女均是一样，医至冬月二十九日，尚不能下床。始求何大缙信函，代接余医治。此时正值黄土坎贼匪闹攘，是以先君放心不下，殊何姓又修函拜恳，称云：谢垣轩亦致意，有保得先生回府之语，先君命余初一日宿谢家，初二到杨家，谒见东家毕，熊老先生即向余说：此症系膝头错一发远，已经治好。余闻此言，实在无趣，转向东君云，既已好接我作甚？东君同何君均笑而不言，余窥其意，愿领教，请贵恙一视，发丝之错，实属细微，非功夫深炼者不能识。于是到病者床前启视，余远站，令病者将两足尖前后放齐，又令将两裤脚捞上膝头之上一看，令赶急放下，急转身到客房，哪知熊氏父子亦在余背后，余亦未置可否，均到客房坐下，余便云果系妙手，领教多矣，发丝之错，余万难识透，但杨府贵恙，膝头实属全好，老先生之功也，何以不能行走？愿领教一下。伊云：伤筋动骨，要一百二十天才好。余笑曰：膝头已被你医好，毋庸多说。惟余远来，另寻一处医治，便于行走，可乎？伊无言以对。余向东家云："令夫人解去皮袄皮裤，侧睡于床，将病足放置于好足之上，两相一比，短二寸许，屁扒骨之下必高些，请东君观看，转来回信。"渠回信，恰如短高之言。熊不信云：他一眼，何以知其足短二寸许，又哪知屁扒骨高些。熊暗约东君进房再看。病者云：是的，原实不知病在何处，今已被桑某指出病处，我自己审查，屁扒骨拗不过来，榫头不活动，至于膝头，两下一比，病足短些是真，何必再看。熊亦无趣，余初无嫉妒。但见他反不服，故向熊云，余年幼不懂事，诸凡领教。老夫子年高，见多识广，余不过代指某处，又有病耳，实无功夫。是时已二更，余推熊医治，殊知熊氏父子次早去矣。余始接何姓之妻，系杨姓之姐，先年何姓夫妇，曾寄拜先君，往来多年，故相认。人熟便于帮手，亦便于教他捆缚，杨谢氏母女之疾，均如法投接归一，捆好，因贼匪信更紧，拟来年正月再接过去，医治全可。谁知壬戌正月，新宁城已被贼陷，杨姓何姓房廊亦被贼放火烧尽，贼势猖獗，病亦未痊，走路见跛。

【注】1861 年农历十二月初一，万县红岩坪的杨六老爷（田家岭谢垣轩的妹夫），其妻谢氏于十一月上旬抱女儿坐兜轿去亲戚家，山路转弯处肩索断开，致母女摔落轿下，未作治疗返回家中后，母女均不能下地行走。当即邀请万县柱头山熊医生父子诊治，熊医生检查后认为母女均为膝部损伤，医治到十一月二十九患者仍不能下床行走，家属方才求何大缙写信请天埠前来诊治。此时黄土坎正闹匪患，父亲担心医者离家后的安全，何大缙得知后又修书诚恳拜求，并称谢垣轩承诺保证医者安全回家，父亲这才嘱咐医者十二月初一就住在谢家。第二日到杨家拜谒，熊老先生介绍道：此症是膝关节脱位，现已治好。天埠听后感觉无奈，询问患者家属，"既然已治好，请我来此干嘛？"杨六老爷和谢垣轩均笑而不语，天埠查觉可能有隐情，想详细了解，非亲自诊查病情不可，如果是细微差错，非要诊疗功力深厚者才能看出。到患者床前检查时，嘱患者两足尖对齐，露出膝部查看之后，来到客厅，熊氏父子随之而出，天埠未轻下结论，大家在客厅坐下后，天埠称赞前期治疗效果好，受益匪浅，细微问题不易寻查，但该患者的膝部完好，是熊老先生的功劳，可为什么还不能行走，特向老先生请教。熊医生说道：伤筋动骨需 120 天才能痊愈。天埠笑答：膝部已被你治疗好了，这是没有疑问的，但我自远方而来，想从患者其他部位着手进行治疗，好让患者下地行走，不知可不可以？熊医生无言以对。天埠便向杨老爷说道："让患者脱去外裤，侧卧于床上，患肢在上，双下肢对比，患肢较健肢应短 6~7cm，患侧臀部也比健侧要高，请查看是否如此。"杨老爷入内查看后回复确实如天埠所言，熊医生不信杨老爷只凭肉眼观察就能确定，

又暗示和杨老爷再次入内查看。患者也证实如此，原本不知损伤何处，现被天埴指出，自己查看也发现患髋处难以活动，患肢也较腱肢短，已勿需再看。熊医生颇觉尴尬，天埴本无嫉妒之意，但发现其反而不服，便向其说道，我年少不省事，凡是还要请教，老先生年高见多识广，我不过是代为说出，本就有损伤，实在不算什么。此时已是凌晨一点多钟，天埴推荐熊医生继续治疗，谁知熊氏父子第二天一早便已离去。天埴便与何大缙夫人配合，她本是杨老爷姐姐，早前何氏夫妇曾拜会过父亲，彼此来往多年，是为故交。人熟便好配合，也方便教她捆缚，患者母女均如上法复位并捆扎，因为匪患风声更紧，准备过年后正月再来治疗。谁知正月间四川省开江县已被贼匪攻陷，杨氏及何氏住宅均被放火烧毁，贼势猖獗，患者亦未痊愈，行走跛行。

并非吹嘘，实是见识，不但两医相形，在彼见得另接医生，胸必嫉妒，故说出发丝之错，已经接好，在余既系同行之人，听话有意，错一发丝之远，如何将满一月，尚不能行走，并不能站立，甚至卧床不起，余心中已有主见矣。必是屁扒骨无疑，故到病者榻前一见便知，俗云：医病不难，看病难，先将人家之病看的准确。查审妥当，不过一二手法即见功效。

【注】此案并非胡诌，实在是亲身经历，不仅医生之间相互比较，在见到患者另请一名医生时，必生嫉妒。所以说轻微损伤，已经治好，但在同行看来，即便是轻微损伤，为何治疗已有 1 个月时间，患者仍然不能行走、站立，甚至卧床不起，天埴心中已有主意。必然是髋关节脱位，所以到床边一番查看便知。俗话说的好，治病不难，诊病难，首先应将病情诊断清楚。诊断明确，治疗不过施展几种手法即可见效。

桑氏正骨心法

近来学此道者，多有初入门略知一二法。便不细心揣摩人家之病源，即称逗榫接骨先生，不能行走，不能站立，甚至卧床不起，未有不知其榫头处有错，即以意揣之，坐兜子吊下岩去，与挞坐触无异，其病在屁扒骨必矣，如何寻到膝头，即或病者指痛，亦不过筋痛，榫错与否？要医生做甚，请问发丝之错，何以知之？又何以不能行走等情，必是医生不善清源，或少见识，致令病者残疾终生，凡学者务贵耐烦，不可粗心浮气，病看的确，万无一失。

【注】近年来学习正骨复位者，多是初窥门径，便不去仔细揣摩病情，这样也称之正骨医生。不能行走，不能站立，甚至卧床不起，实在不知道患者哪个关节脱位，就凭空想象，坐兜轿跌倒，与倒地跌伤相同，其病位必在髋关节，怎么可能认为是膝部，即使是患者自述膝部疼痛，也只是软组织伤痛，怎能断定是出现脱位？仅凭患者自述诊病还要医生干嘛，请问轻微损伤的结论是如何得出？轻微损伤又为何出现不能行走等情况，必然是医生不善于审病求因，或是诊疗经验不足，从而导致患者终生残疾。凡是学医者务必耐心细致，不可粗心浮躁，病情审查明确，不可错诊、漏诊。

尾骨吊下退后获效案

余于壬戌年正月二十八日在邓婿文梁家住耍，适家中来人称，赵家场有杨先荣者，于二十七日来家，求治屁扒骨病。问其病源，据云：系辛酉年冬月初八日，在四五丈高柿子树上摘柿子，忽然头晕，一跌而下，半时方醒。当觉左脚疼甚，不能行动，长有寸许，当经彼地外科，用二三人大力下扯。后将双足曲上肚皮，屁股处用裹布周围围捆，当觉股后如有一股水流移磴下，其疼更甚，其长即有五寸许，清问其体格身大，饶有肥肉。当云，此病多属不治。何也？为时已久，离位已远，其体又大，我力之弱，已不能胜彼之强也。兼之绵筋包裹，固结已深，实成莫可如何。余当在文梁家未回，后延数日，伊又遣人接余回家，求治此病。余想病人来意甚殷，勿负来意，勉强回家，亲视此病。余至舍后，过细斟酌，其时已属二月，尚在向火，令病人双足平正放火盆上，见其左足胯根处，较右胯根处矮二三寸。余当由梗骨中由上而摸，摸至榫头处，已摸得榫头，现在股磴之下。所以有五寸许远之位分，此系彼地外科，扯后曲上肚皮，用裹布围捆。如水流时，更增此四寸许之长也。余细绎此症，榫既吊下退后，其治法与寻常迥然不同，胸中会合，始令人将诊床安平正，面上垫上一层被盖，令病人侧睡其上，病足放上，上头一大汉大力人在背后站起，两手在腰间前后掌着，向上扯住。下头一人在下头站起，将下边好足足胫双手捏着，向下扯住。医者在病人面前中间站起，始用右手将病人痛足胫捏着，左手将病人足膝头捏着，向后谙势一搬，不要太过。榫即一响而动。医又转在后头，将病足膝头掌弯，医者将膝头，向上一转。一鼓而振响，榫就原所，如是毕。如用裹布向前转捆，紧松合宜，针线扎头。此症自余从父亲学习以来，所未见及。故记之以启后学，症出不同，治法亦异。从此引而伸之，触类而长之，病症百出，治法亦百施矣（此法即现在用的腿问号法）。

【注】1922年农历正月二十八日，医者（桑祚隆）还在女婿

邓文梁家，老家来人说，赵家场（今开县赵家镇）有一名叫杨先荣的患者，于昨日因髋关节脱位来家求诊。我询问病情后才知患者于1921年农历十一月八日，从十多米高的树上因忽然头晕后坠落，落地后昏迷半小时左右才清醒。当时即感觉左下肢巨痛，不能行走，较右下肢长约3cm，受伤后由当地外科医生医治。具体为：由几人向远端牵拉左下肢，然后双下肢屈膝屈髋，膝部紧贴胸前固定，两侧髋部用宽布包扎捆缚，患者当即感觉有一股水流至大腿，疼痛更加剧烈，左下肢较右下肢长达十多厘米。询问患者体格得知，患者体格较大且胖，我当时认为此种病症无能为力。为什么这么说呢？是因为患者患病已久，属陈旧性髋关节脱位，体格高大肥胖，而我则力量较弱，复位操作时力量不够，加之关节周围软组织挛缩，关节僵硬，复位非常困难，于是我留住在女婿家未归。过了几天，患者又找人想接我前去医治，考虑到患者诚意十足，不忍心辜负他的信任，遂返回老家亲自诊查病情。我到患者家中仔细查看，当时虽然已是农历二月，但还在烤火，遂让患者双下肢平放，双足靠拢，发现左大腿根部较右侧低10cm左右。之所以两足长度相差十多厘米，是因为当地外科医生牵拉患肢并屈髋位固定，患者感觉臀后部有水流时即已造成患肢被拉长。我细思此病，髋关节前下方脱位，其治疗方法应有别于常规治疗，心中既定。嘱助手铺平床面，并垫一床厚被，让患者侧卧位，患肢在上，患者头后侧站一名力大助手，环抱患者躯干向近端牵引；脚侧一名助手，握持健侧下肢向远端牵引。医者站于患者腹侧，右手握持患侧小腿远端，左手握患膝，向后推到极限，使用一个闪动力，听到关节弹响即可活动。医者再转至患者背侧，使患肢屈膝屈髋，带动患膝由内转向外，上述操作一气呵成，听到弹响声或医者手下有弹响感，提示髋关节脱位复位成功。可用宽布包扎捆缚，松紧适宜，针线缝合布头。自祚隆随父亲学习医术以来从未见过此种病症，所以记录在案以启发后学者，病症不同，治法各异。希望后学者能触类旁通，举一反三，新遇病症，应尝试不同治法。

尾骨由前插下蹬下案

时在民国癸亥年，八月二十四日。有欧家槽何子清遣人至，称定富于二十三日，在桐树上摘桐子，树忽断，连人带树，跌在地下，当觉右足曲而不能伸，叉而不能合，不能动弹，一动痛几殒命，所以不能乘轿过来就医，特接余到伊家，治疗此病。余日前本在对门山上李鸿基家医病。因余自病，于二十二日，始回家调养，今刚三日，不能外出。当与来人云，暂命次子希周，去在伊家，将病问清，乘轿过来，余再为斟酌。来人依言同希周转家，子清果于二十五日来家，一到屋中坐定，余见病足所放情形，已会病情于胸中，而神其治法矣，即指其病曰：此樵骨由前插下股镫也，时邓婿文梁于二十三日来舍未归，帮手亦正托齐，待子清稍歇片刻，即令希周，海槎，将诊床安好，顺向放定，周围转得开人，上垫棉被，病者侧睡其上，上头令一得力人，站病人背后，两手在病人腰间前后掌着，向上扯住，又令海槎两手将病人右足胫捏着向下扯住。又令希周站诊床上，向下骑在身半以上，双手将右足胯根樵骨，向上兜提。又命文梁在病人背后，双手将左边好足膝头，向下紧按。余在病人面前，右手将病人膝头捏捉，左手将病足足胫平提，接令大家一齐用力，余始将右手所提膝头往上一按，而胯根榫骨，即一拗而上；搁起，俞外高出一寸许，又令文梁在榫头处，连揉数下，其榫骨即一响而归原所。连诊床一并震动，榫既周毕，即用绷带向前围捆，捆毕，即令子清起来试走，不但能走，跑步亦能。余当云：此似定富装病耶，后发一笑。

【注】1923年农历八月二十四日，开县欧家槽的何子清派人来称，家人定富于昨日在树上摘桐子时，桐树忽然断裂，患者随之跌落地上，当即感到右下肢屈曲不能伸直，双下肢呈交叉体位，不能合拢，动弹不得，动则痛不欲生，所以不敢乘轿前来就医，特来接祚隆前往诊治。祚隆日前本来是在对面山上的李鸿基家看病，因自感不适，于前日刚刚回家休养，不适合外出，便对来访者说道，先让我的次子希周前去诊查病情，再一起乘轿回来具体诊治，来访者依言同希周去往何家。第二天，何子清便携患者前来，来到屋中坐下，我见患者下肢摆放体位，对病情已了然于胸，主要费神思考其治法。旋即指出其病为右髋关节前脱位。当时女婿邓文梁也在，帮手足够。等何子清稍歇片刻，就让两个儿子将治疗床摆放好，床边留出过道，床上垫棉被，患者侧卧，患侧在上。患者背后靠近头侧站一名力大之人，抱住患者腰部向头侧牵拉，让大儿子双手牵拉患侧小腿，二儿子站于床上，面朝足侧半骑在患者身上，双手垂直向上提拉患侧股骨近端，再让女婿站于患者背后，双手固定健侧膝部。我站于患者面前，右手握患膝，左手握患侧踝部，大家听到发力口令后一起用力，我同时将患者膝部向近端推按，股骨头受各力作用向髋臼移动，此时患髋外侧高凸出3cm左右，又让女婿在患髋周围揉按数次，听到入臼声同时患髋复位。复位时治疗床出现连带震动，复位成功后用绷带由

后向前包扎固定，最后让患者起床活动，不但能走，还能跑动。我开玩笑道，一定是定富装病，引得大笑。

大腿骨折难症效验记

《手足正筒骨文化》有云："正骨八节，近榫头处断者难接，中间断者易治，何也？盖近榫头处用夹器，与活动处不相宜，故难治，如中间用夹器，一夹必受，稳如泰山，故易治也。"

【注】邓梦彬讲《手足正筒骨文化》有"八节长管状骨，靠近关节处骨折难以整复，中段骨折易复位，这是为什么呢？是因为近关节处使用夹板，会影响关节活动，所以此种情况难治。而长管状骨中段使用夹板，夹持力量完全牢固作用于骨骼上，所以容易复位治疗。"

股骨折断，二十年来经治愈者不下数十。忆二十年前，吾尚年幼在学医之际，亦曾接逗数人，安全无恙，但今遇一症与众不同，初十日二次"合骨"皆滑，后经详阅本书，细心领会，新立捆缚方案，果能得心应手，以获全效，故记之，以启后学。

【注】股骨骨折，在医者梦彬行医二十年里，治愈者不下数十例。记得二十年前，梦彬年纪尚小，还是医学学徒之时，也接骨整复数人，全部成功无碍，但今次遇见的一名患者，却与众不同。治疗该名患者的前十天里两次复位固定后皆再次移位，后来经我详细阅读本书，有所领悟，重新制定了固定方案，果然骨折断端固定稳妥，未再次移位，得获全功，故记录下来，以启发后学者。

桑氏正骨心法

1971年2月26日，有红卫公社谭邓大队杨德成之子明富，年三岁，男，好动，随母去菜园，跌于五尺高之坎下，将右脚股骨近转子处折断，我初用"活动竹夹器"固定之，经合骨后，因当时缺绷带，故仅上活动夹器六块，以"三段捆法"缚之，并令三日不动，但三日后一见，已合之骨皆滑脱撬出，我以为系夹器过短而致，遂改用与胯内外之长度为准之竹夹器八块，又如法合骨就绪，内贴膏药，捆以纱布绷带一层，再上八块活动夹器，并叫其父杨德成亲自在家护理四天，以待"傲骨初愈"。殊知，病者小孩，睡不稳，静不下，加之胯部上粗下细，四日后一见，夹器下滑，"合骨"又告失败。

【注】1971年2月26日，红卫公社谭邓大队杨德成之子明富，年满三岁，男孩顽皮好动，随母去菜园，跌落于1.7m高坎之下，导致右股骨上段骨折，梦彬考虑先用适合关节附近的可活动竹夹板固定，骨折复位对合后，因为缺少绷带，所以仅安放活动夹板六块，三条扎带捆缚，嘱其卧床休息三天，勿活动患肢，但三天后诊查发现，骨折断端再次移位，原以为是因夹板过短所致，所以重新根据患儿大腿各方位可覆盖最大范围制作夹板八块，复位后内贴膏药，用一层纱布缠绕固定，再安放八块活动夹板予以固定。嘱患儿父亲仔细护理四天，等待骨折断端初步连接。殊不知，患儿幼小，睡觉不踏实，睡后翻转难定，加之髋关节处上粗下细，四天后发现，夹板向远端滑动，固定又告失败，断端再次移位。

医者，首则思想大意，不以为难，谁知小孩好动，虽已两度合骨，均告失利，沉思数日，"合骨虽易，固定却难"，凡合骨后不得固定之机，其断处必定错来错去，何言断骨愈合耳？"合骨"者：需"合骨""固定"二者俱备也，虽已"合骨"，但未"固定"，必"合而分之"。如未合其骨，必合而错之，后成芦节，治之更难矣。

【注】梦彬反思，本例本不认为是什么难治之证，谁知幼儿好动，虽两次复位成功，但固定维持骨折对合失败。针对此种情况，考虑到复位虽易，维持却难，凡是复位对合后，没有恰当的固定，很难维持对合关系，此时骨折断端必滑动错开，还怎能指望骨折愈合呢？骨折复位的重点除恢复断端对合关系，还需维持对合关系。此症中虽已复位，但未维持，必然合后分离；如果是没有恢复断端对合关系，便安放夹板固定，则后期骨折即便愈合，也是畸形愈合，局部硬肿，治疗难度更大。

据此病情，需从夹器着手，余乃采用"一封书夹器"，可控制每块单夹板不致下滑。为使断处受力，内侧三块较胯之内面长短一样，正面二块较长，外侧三块更长，达到即受夹力，又不长而无度。

【注】根据此名患者病情，考虑更换固定方式及固定物。采用竹简式夹板，用数根细线将夹板串联起来，可以控制单块夹板的滑动，为使断端受到夹持力，内侧三块夹板近端达大腿根部，前侧两块稍长达腹股沟处，外侧三块更长超过大转子，这样选择夹板并安放可达到既让断端受力，又不至于夹板过长。

再合骨后，贴以膏药，外以纱布绷带缠裹三层，进行初步"固定"，上以夹器，上端则以三指宽之布绷带，以捆缚"股骨大转子脱臼"之法捆之，压住夹器上端，使之更为"固定"。七日而初愈，再日日贴以膏药，施以"舒筋平膜"手术若干次而告痊愈矣。

桑氏正骨心法

【注】再次复位后，内贴膏药，以纱布绷带缠绕三层固定，安放夹板，近端用三指宽的布绷带，按照股骨大转子骨折固定方法捆缚，使稍长的外侧夹板上端更加稳固。固定七天后初步愈合，每天更换膏药，配合舒松软组织手法治疗，最终痊愈返家。

传承新语

1969 年 4 月，云阳双江群益大队廖蔑匠（竹工）之妻，已 73 岁而股骨颈骨折，经我如上法治疗，月余恢复正常，能提猪食（约 40kg）喂猪。1983 年，云阳县粮食局一女工人吴姓，70 岁患股骨颈骨折，经我照上法治疗月余就能下地行走参加劳动。30 年后的 2013 年，她女儿患股骨颈骨折，我已离开万州，她托云师校长亥庆才找到我，说是她母亲是我医好的，此时我已来重庆，是八十有三的老人了。

1978 年，云阳县教育局长余中鹄的岳母冉老太婆，年已 71，股骨颈骨折。其弟冉从全系医院院长，认为年事已高，当时条件不宜西医手术，余说请桑晓燕（当年晓燕 23 岁）医治，他表示赞成。经治疗 1 个多月，一切恢复正常，能下地行走，做家务劳动，活至八十多岁。

现在科学发达，如遇股骨颈骨折要先检查，如是骨结核、股骨头坏死者，不能用此法。

1968 年初夏，云阳双江磨盘寨下梨园一涂姓少女年 17 岁，在桑树上摘桑叶，不慎跌下，腿骨折，来我处求治，属大腿上段骨折。该女孩正值月经期间，我考虑，固定后吃、喝、拉、撒、洗，不能不动，一动则会前功尽弃，必成残疾。

恻隐之心，灵感顿生。决定自制下肢骨折病床（见下图）。

用木板七八寸宽七尺长两块，下用木条连接成人字形，下端间空一尺，在长三尺半的中间挖一个五寸大的洞便于解便、洗涤。洞后面钉两块平形联好约一尺四寸宽，三尺长，略向后偏作靠背用，板后衬成人字形。洞前与背靠相对的一方，两块木板上各钉一三角形（七寸宽一尺一寸长）放大腿，另一块一尺四寸长放小腿。两边都要钉，同样钉三角形木板，以便好腿也放上去，使之平衡、方便舒服。在自创病床上手术，敷药固定，再将盆骨用纱布固定于背靠，伤腿放上三角板并用布带轻捆两圈使之不能移动。七天换药一次，内服一盘珠汤剂。服药三剂换药二次。一月后下地行走，一月半后继续劳动，无任何不适。

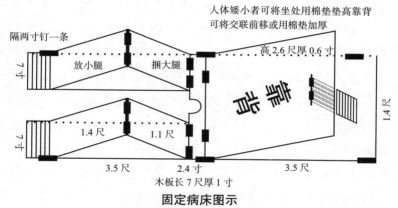

固定病床图示

图注：为了便于升降，靠背用2寸活页钉，撑板用1寸活页，捆腿板用1寸活页钉，图即钉活页处。靠背撑板及捆小腿板为了便于升降，在板底上每2寸远钉一1寸见方4尺长的木条。

　　此法后经多次改进使用，优点很多。一是腿放三角形板上臀部肌肉平直，骨折接好后绝不会上下错位；二是用三角板对伤腿固定，保证不会移动，复位优良；三是病人吃、喝、拉、撒、洗涤方便，可大胆饮食增进营养，保证健康及卫生；四是膝部在三角板上，小腿部的重量对大腿形成拉力，自动牵引，避免斜形骨折的收缩重叠，以利康复；五是患肢膝关节可活动，踝关节脚指经常活动有利于疏通经络、血液循环、锻炼肌肉，能促进早日康复；六是盆骨固定，有利上肢活动，保障病人活动休息；七是好腿与患腿同时抬高以利平衡及好腿锻炼，同时不影响患腿，以利更快愈合，功能恢复快。

活动病床对胫腓骨骨折也有很好的康复作用，为后来我治疗股骨颈骨折、固定，奠定了良好基础。

尾骨下掉错入胯弯下功效记

开县渠口一漆匠，于光绪丙戌年赴县考时，携一女来家求治。诊视其病，膝下节之榫头骨插入胯弯下已有两年，诸医均称不治之症。伊婆家退婚，其女暗暗啼哭，屡欲自寻短路，乃父自已抬轿，外雇一夫同抬，至我家时，已无路费。余审此病，已竟两年，患处如铁，年二十二矣，此证见之者亦罕矣。如何投法，面对来者，默坐良久。新立一法，令人将阶檐边用坐褥垫厚，病人跪上边边上，两人排扶病人，一人将上节骨近榫处大力扯紧，背后一人将筒骨下节扯紧，亦用大力，多扯一阵，医者天埴以一脚后跟抵下，亦用大力足揉几下，往下一踩，大喊一声，两头亦齐用力，当时平下如故，次日回去，拨以路费。余于二考已丑年送考到县住汪店，漆匠又一病求治，余问及漆匠之女，已嫁婆家，今年生了一子矣。

【注】开县渠口镇一名漆匠，于1886年科举县考时节，携带女儿来家中求诊。审查患者病情发现，膝关节后脱位，病已两年，

当地医者均认定不治之症。患者婆家知道后要求退婚，患者时时暗自哭泣，屡次欲寻短见。漆匠雇佣一人，两人合力轿抬患者至医者家，到家时盘缠已用尽。医者天埴分析此病，已病两年，患膝坚硬如铁，二十二岁年纪，此种情况实属罕见。如何治疗才能不辜负信任之情，思考良久。最后制定一套全新方法，让人在台阶边铺设厚坐垫，患者跪于台阶边缘，由两人挽扶，一名助手牵拉患侧大腿，另一名助手牵拉患侧小腿，方向相反，持续顺势牵拉，医者一脚后跟抵住患肢腘窝处，并以脚大力揉动几次，骤然大喊用力踩下，同时牵拉者一起用力，即时复位，第二天患者返家，医者亦资助路费。1889年送考生到县城参考，此时漆匠又因其他疾患求治，询问其女近况，知道已嫁人家，如今还育有一子。

手法医治瘰疬效验记

开县经承户房桂灼三长女，年二十而待字，项生数枚结核，尚属无嫌，惟腋下生一大瘰，势若鸡卵，硬如铁石，已长了十二年矣，惟此患者含羞，不便对人言，于丁酉年二月朔，灼三请罗老典子谕为之先容，伊女寄拜乞医，尚希允诺。赞满口认承。后始陆续以手法医治，项间容易，惟腋下之患见之令人闷闷，良久，初用手法二三次，核渐次软，又数次，更见软，而似中间有缝，手法愈添，其核渐破成三块，离开指远，形势亦小，渐小即渐散，不二月，即散将完矣，旋于四月二十八日，灼三则衣冠楚楚，到李家公馆，馈以重礼，称云小女之恙，多蒙费心，核已散完矣。

【注】开县掌管钱粮事务桂灼三的长女，年约二十岁，尚未出

桑氏正骨心法

嫁，颈项部有数处肿块，对患者影响不大，唯有腋下肿块大如鸡蛋，坚硬如石，已有十二年，患者羞于对人说起，1897年农历二月初一，桂灼三托请罗老夫子代为引荐为女求医，医者桑天埴答应为其治疗。主要施展手法治疗，项部问题容易解决，但是腋下肿块治疗较为复杂，思考良久，初期手法治疗二三次后，肿块逐渐变软，坚持治疗，肿块越来越软，并出现分离征象，此时增加手法操作频次，肿物逐渐分为三块，间隔约1横指，范围越来越小，趋于消散。不到两个月，肿块即将消散，桂灼三于农历四月二十八日穿戴隆重，备重礼来店感谢医者，称其女病已痊愈，多蒙医者费心。

项间、下颏、耳后小小瘰疬，或一人长三四枚，或七八枚者，记之不胜其烦，适开城丁酉年春间，此症极多，就医者络绎不绝。迩时正至张仪云公馆，亦系治结核，门外数处等候，张仪云笑谓曰：保丞亲家，谁谓尔无羊，三百为群，仅用手法，不用他方，并不用药材，法毕病愈，实属可取。

【注】颈项、颌下、耳后等处瘰疬遍生，少者三四个肿块，多者七八个，甚至数之不清。1897年的春季，此病开县多发，就诊者络绎不绝。那时正在张仪云家做客，也是诊治结核性疾病，门外排队就诊患者较多，张仪云开玩笑道：亲家（指桑天埴），谁说你没有患者求诊，一来就是这么多位，仅用手法治疗，不用其他方法也不用药，治疗后疾病自愈，实在厉害。

惟沈家公馆二小姐，年二十四岁，尚待字，耳后生一核，大如枝元，坚硬如石，已长十二年矣，项间下颏，各一二枚，于丙申腊月初八日，托胡绍周先说寄拜乞医。次日始用手法，不数次，大获功效，又不数日，散将完矣，仅存耳后的一半，未散完，迨丙申正月二十八日，全部散完，自回沈家公馆去矣。

【注】沈家二小姐，年龄约 24 岁，尚未出嫁，耳后生一肿块，如荔枝大小，坚硬如石，迄今已有 12 年，颈项及颌下各有 1~2 个。于 1896 年农历腊月初八，请胡绍周引荐求医。天填于第二日即开始手法治疗，治疗数次后即见效，继续治疗数日，肿块即将完全消散，此时仅耳后还余已消一半的肿块。待第二年正月二十八日，肿块已全部消散，患者治愈回家。

铁市程本忠之妻徐氏，腋下生一瘰，大如鸡卵，硬如铁石，项上七枚，已长六七年之久矣，于癸卯三月二十九日始治，大者四五天，即破碎成三块，亦渐渐散，形势渐小，但此女时常怄气，兼不惜身，难治完全，刻下已经三四月之久，尚有小者三枚，大者亦存有胡豆大二片，终不能散完，此症可惜自己不顾身家性命，奈何。

【注】开县铁市程本忠之妻徐氏，腋窝处生一肿块，大如鸡蛋，硬如铁石，颈项部 7 个，已有六七年的时间。1903 年农历三月二十九日开始接受治疗，肿块四五天后散为三小块，并逐步消散中，但患者情志不畅，易生闷气，加之平素保养不当，疗效欠佳，此时已治疗三四个月，还有较小肿块 3 个，如胡豆大小肿块 2 个，不能消散。此种情况是因患者不积极配合治疗所致，医者也没有太多办法。

又铁市程万金牙床外生核，大硬俱如胡桃，用手法二次，少松少软，令他照样自用手法，不数次，照法施治，果愈。

桑氏正骨心法

【注】开县铁市程万金牙龈外生肿块，大如核桃且硬，手法治疗两次后，肿块逐渐松软，天壋嘱咐患者依照医者手法给自己治疗，经治疗数次，果然痊愈。

保丞自己大胯下之肉内生一小核，大如豌豆，极圆极硬，已四五年矣，微微作痛。于壬辰年三月，在万邑，万聘三施手法月余，稍见软活，五月归来，自用手法二月余，八月仍到万邑，聘三、坤山两人，每天早夜不停手法，不知何日已散平矣，自未觉得，特记录以凭手法医治瘰疬确验，供后之有心此道者，务须留心学习。(良燕注：这里的瘰疬与癌症关系如何待研究。)

【注】医者天壋本人大腿内侧生一肿块，大如豌豆，圆且硬，已发四五年，平时伴有微痛。于1892年农历三月，在万县由万庆之施手法治疗月余，肿块逐渐松软，至五月回家后自用手法治疗两个月，八月再次到万县，由万庆之、易坤山两人每天交替施展手法治疗，不知不觉间肿块已消散，特此记录手法治疗瘰疬验案，以供后学者学习。

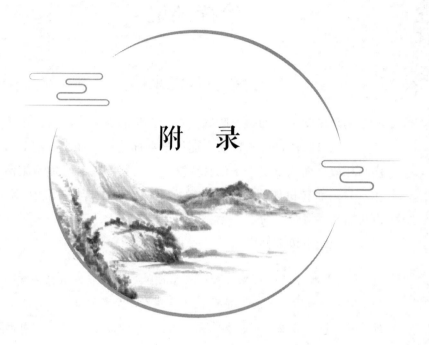

附　录

桑氏正骨心法

附1

诊疗杂记

记抄莫汝能来信

培翁叔父大人如晤：腊春，自大人别后，先生经管，正撑端坐，每日如法扯绳十数次，而揉推夹捆之法亦如常，刻下虽伤凸如故，而项下之平平已转为陂了，想将满一年之症，施治才一月，而转机如此，其见效盖亦不速之速也，特专价接驾，万祈慨然，辱临是荷。

愚侄婿莫汝能顿启。

【注】遥拜培翁叔父大人，叔父自腊月离开后，由我接管病人，嘱患者端坐位，每日依照叔父治法双手交替拉绳十余次，揉推手法及固定方法依旧，现在虽然患处仍有畸形，但是患肩外形逐渐恢复，本来患者病程已有一年时间，治疗才一个月左右，疗效如此之好，时间如此之短，特诚挚邀请叔父再次莅临指导。

愚侄婿莫汝能敬告。

脏腑手法阳魂阴传彼此相印确记

凡用手法于五脏六腑，因从高坠下，肠肝肚肺一概打翻者，以病人端坐，两旁各一人扶住，将两病手上提，医以一掌心按于心窝，一掌心按于肺俞穴，两手一齐揉推数十下，则肠

肚肚肺，概抖极圆，抖久自易还原所。【此系戊戌（1898）又三月十八日夜半梦中（良燕注：灵感传陈其策）传陈其策】

【注】用手法治疗高空坠落所致脏腑损伤，患者端坐位，两名助手于两侧扶住患者，将其双上肢上提，医者双手分别置于患者胸前后背，对称揉按数十次，并持续颤抖，翻转等情况必然得以纠正。此种方法灵感于公元1898年农历三月十八日得自陈其策。

正骨对联

不图利，并不好名，观渠等因痛苦而奔我，原欲早获安全，临症时，设身处地想想，切莫草率了事，负彼万分望念。

求见功，先求寡过，思咱们靠医术以济人，究竟有何本领，到家来，从始至末看看，务须仔细留神，尽此一点良心。

【注】此联系丙午暑月国吉之弟馥田（国玉）公抱病房中，因外面来接骨者颇多，有感而作，时年1846年。

尾骨脱落口诀

屁扒骨病，不一而足。冲上吊下，昔见有馀。
或插裆前，或退后股。此等病症，亦所见睹。
与先荣病，对待题目。一由后下，一由前居。
均处磴下，前后殊途。不得不记，立案标目。
传之后学，使不模糊。大家见谅，好辨岂予。

【注】此节口诀在强调髋关节脱位类型较多，须仔细检查，明确分型后用心治疗。

伤科补要脉诀歌

伤科之脉，须知确切。蓄血之症，脉宜洪大。

失血之脉，洪大难握。蓄血在中，洪大却宜。

沉涩而微，速愈者稀。失血诸症，脉必现芤。

缓小可喜，数大甚忧。浮芤缓涩，失血者宜。

若数且大，邪甚难医。蓄血脉微，元气必虚。

脉症相反，峻猛难施。左手三部，浮紧而弦，外感风寒。右手三部，洪大而实，内伤蓄血，或沉或浮，寒凝气来。乍疏乍数，转变莫测。沉滑而紧，痰瘀之作。浮滑且数，风痰之恶。六脉模糊，吉凶难摸。和缓有神，虽危不哭。重伤痛极，何防代脉。可以医疗，不须惊愕。欲知其要，细心好学。

常用通用方

我曾收集了各家的成就，此处将我常用通用方药写出。

1. 外用药

（1）消肿去痛膏

活血去瘀止痛，当归、赤小豆、乳香、没药、丹参、血竭（熬膏药时不熬，打粉后加）；

破血通经软坚止痛，刘寄奴、桃仁、三棱、莪术、元胡、红花；

清热凉血通络，栀子、木香、木鳖子、乌药、儿茶、大黄、生地、黄柏；

行血通络，香附、降香、芥子、陈皮；

除湿化坚，半夏、白及；

除湿通络疗瘘，威灵仙；

补肝续筋通络，续断；

去湿消肿，南星、黄芩、赤芍；

通经利尿，木通；

研末备用，不能敷于伤口上，以防毒性入侵。用时先用醋调至半干半湿状态，以利于药性渗透。再调凡士林赋形，使药不干、不散、不掉，敷药用有韧性而透气的纸，大小视伤肿大小而定，药泥厚度为 0.2 厘米。消肿膏比原用的膏药效果好，使用也方便（也可熬成膏药使用）。

传承新语

1968 年，云阳机械厂工人朱某，因胫腓骨骨折，因未及时治疗而伤脚已变黑，经敷药三天转红润，再治疗痊愈。1976年，梁平县县长王才生咽喉处生包块，县医院嘱至重庆、成都检查，因为同学之故，我给他敷药半月痊愈（骨折脱臼可始终用此药）。1978 年，双江中学校医杨志科的夫人，脚跟骨底部长骨刺，敷药半月即愈，骨质增生及小包块用此药亦有效。

2014 年 7 月，好友钟义兴夫妇，带来一政法女干部马同志，因尺桡骨下端骨折，已用钢板接好三月，但肿痛不能活动。我给他敷消肿膏，一小时后看到慢慢消退，给他自换药三次，内服补筋丸一副，痊愈。

（2）过敏散（皮肤用药过敏引起皮疹发痒红肿或起水疱）：

黄柏、甘草、地肤子各 20 克，共为细末，开水调敷。

（3）散瘀提骨膏（小儿头肋骨下陷，敷之可提起）：大黄30g，苏木 15g，广木香 18g，葱白 20g，研末和葱白加蜂蜜捣匀外敷。

（4）化瘀攻坚散（关节伤后硬化，功能受限敷药）：生南星、生半夏各 12g，云苓、血通、黄芪、白蔹、三棱、莪术各9g，研末外敷。

（5）熏洗药（韧带硬化、肿胀、疼痛、功能障碍）：海藻、昆布、甲珠各 15g，黄芪、归尾各 18g，赤芍、草乌、川乌、海桐皮、三棱、莪术各 12g。用瓦罐熬好后加少量白酒趁热浸泡患处，反复加热浸泡，按摩、锻炼，一天数次。

（6）生肌散（痈疮破烂不收敛）：儿茶 15g，乳香 12g，没药 12g，冰片 6g，麝香 0.3g，血竭 18g，田七 3g，龙骨 15g，象皮（炮）30g，研粉用。

（7）玉真散：即治伤散，药房有售解毒，止血防感染，可内服、外敷。

2. 内服药

（1）汤剂

①荆防败毒散（疏风解表）：

荆芥穗 9g，防风 9g，僵蚕 9g，金银花 15g，牛蒡子 9g，丹皮 9g，紫背浮萍 9g，生地 9g，薄荷 6g，黄芩 9g，蝉蜕 5g，甘草 6g（忌油）。

②活营止痛汤（骨折初期，孕妇忌）：

赤芍、川芎、苏木、陈皮、木通、续断、乌药、乳香、没药、元胡、泽兰、广木香、生地各 9g，归尾 12g，桃仁 6g，甘草 3g，生姜 3g。

③败毒汤（治外伤感染）：

银花、连翘、当归、赤芍、黄芩、天花粉、甘草各6g，加水煎，加白酒5ml，趁热服盖被子取汗，每日1剂，分服3次，4~6天见效。

④和营养卫汤（骨伤中后期补气血）：党参18g，黄芪15g，白术12g，茯苓12g，当归12g，桂枝12g，白芍12g，防风12g，陈皮9g，甘草3g，大枣3枚。

⑤安神止痛汤（痛极，安神，益气，宁心）：山药、白芍、制乳香、制没药、元胡各15g，莲子24g，远志6g，黄芪9g，生地9g，双钩藤9g，田七9g，党参18g，酸枣仁9g，甘草3g，茯神9g，琥珀6g。

⑥消肿汤（肿甚、凉血、清热、消肿、镇痛）：川连6g，生地15g，知母9g，防风6g，黄柏6g，地骨皮15g，黄芩6g，泽泻9g，土鳖虫9g，薄荷3g，甘草3g，灯心草9g，茯苓9g，栀子6g，车前子9g，银花9g。

⑦竹七汤（见医案）。

⑧玉竹强筋汤（见医案）。

（2）药丸

①补骨丸（骨伤中期活血去瘀理气壮骨）：田七45g，五加皮60g，续断270g，川红花60g，血竭60g，碎补90g，防风60g，白芷60g，归尾60g，桃仁60g，扁豆60g，酒军30g，泽泻90g，茯苓90g，白芍90g，枳壳60g，广香60g，桔梗60g(份量可减半)。研末为丸，每日三次，每次6g。

②营养丸（伤后期气血两虚，养血活营，理气散瘀）：枸杞240g，杜仲240g，山药180g，黄芪180g，党参240g，茯苓240g，白术240g，当归240g，白芍240g，熟地240g，龙眼肉

150g，田七 60g，丹皮 270g，首乌 240g，枣仁 90g（分量可减到三分之一）研末为丸（加蜂蜜），日服三次，每次 6g。

③铁霜丸（外伤引起功能障碍，局部肌肉挛缩，关节疼痛，舒筋活血，消肿镇痛强筋骨）：长瓜仁 30g，煅自然铜 6g，骨碎补 6g，续断 30g，杜仲 15g，元胡 15g，广香 15g，川芎 15g，五加皮 15g，海桐皮 15g，黄芪 15g，血竭 6g，田七 3g，当归 9g，厚朴 15g，丁香 15g，制川乌 12g，制草乌 12g，乳香 6g，没药 6g，白芷 6g，木通 9g，朱砂 1.5g，甘草 9g，研末为丸，日服三次，每次 6g。

④虎潜丸（伤后或无伤肾阴不足，下肢筋骨痿软，陈旧性腰膝痛，走路无力，不能步行，滋阴、强筋、活血、祛风）：龟板（油酥）120g，虎骨（油酥）30g（无虎骨用狗胫骨代），黄柏（盐砂）120g，知母（酒盐合炒）90g，杭芍（酒炒）45g，牛膝（酒浸干后用）100g，当归（酒洗）60g，熟地 90g，锁阳 60g，陈皮 25g，干姜 15g。研末蜜为丸，日服三次，每次 6g（孕妇忌用）。

⑤补筋丸（跌扑、痉闪、筋翻、筋挛、筋胀、筋聚及骨错、血脉瘀肿、青肿疼痛，补肝肾、舒筋活血，是后期或陈旧性损伤内服药）：人参 9g，白云苓 30g，山药 24g，熟地黄 30g，当归 30g，牡丹皮 30g，川牛膝 30g，菟丝子 30g，蛇床子 30g，肉苁蓉 30g，白莲蕊 30g，五加皮 30g，宣木瓜 30g，沉香 30 g，丁香 30 g，广木香 9g，研末为丸服。

附 2

编后语

桑氏骨伤正骨术源远流长，源于三百多年前的桑孝知（字是安）在湖广得刘素道长授术。孝知后将此术传给过继于胞弟孝得之子的桑安宁（字立三），由此代代下传，迄今已历十代矣。在初始的技艺传授中，无任何文字资料可寻，全凭口传心记。后来安宁便将孝知口传心授的内容及其在实践中之经验整理成《正骨心法》一书，惜此书稿后被匪患毁于嘉庆年间。此后其子国吉又著《接骨纪略规条》，万州书院教授范泰恒曾为之作序。遗憾的是，此书在土匪焚烧广宝寨房廊中被化为灰烬。

为不失传，同治甲子（1846）桑赞元（名天埴号保丞）遵其父（国吉）所嘱又重著《正骨心法》以行世久远，继后代代均有类似经验著述问世。

重庆三峡医药高等专科学校陈代斌教授在《中医药文化》2010 年第四期著文《术传十余代 名播巴蜀楚——桑氏正骨术之传承述要》，对川东桑氏骨伤科医术源流传承及学术特色作了重点阐述。最后写到："总之，桑氏正骨术已有 300 年的历史……其术流传之广，门徒众多，影响深远，若能对其历代经验进行全面搜集整理刊印，功莫大焉。"感谢历代社会贤达，特别是中医药文化传承者陈代斌教授对川东桑氏骨伤科的全面介绍和良好祝愿。

桑赞元所著《正骨心法》原稿因年代久远，大多散失，幸有后人、门徒的很多手抄本流传，但因均属辗转传抄，多失原貌。良燕兄为寻得可靠的版本，历尽艰辛，多方搜寻，终从多种版本中找出可靠的资料有二：一是桑开泉的上卷抄本，是按当年竖式原样，抄文完整正规，但无下卷；二是一、二卷齐全但无序言的邓学钿抄本，此抄本可信度高，因学钿抄本来自其父邓梓材，梓材抄本又源于其岳父桑祚隆，桑祚隆既是桑赞元（《正骨心法》作者）之次子，又是其传术之弟子。且祚隆、梓材、学钿都有较高文化，其抄本都经父辈审阅过。学钿抄本中还附有祚隆、梓材、学钿三人各自的骨伤治疗经验医案著述。良燕兄便将学钿和开泉两抄本合并起来加以校注，恢复了《正骨心法》的原本全文。

在编印本书中，我们将良燕兄搜集校注的《正骨心法》一、二卷，仍按原样照排。将桑祚隆、邓梓材、邓学钿的经验医案著述编为第三卷。良燕兄的骨伤科诊断、手法、器械、用药曾于1991年打印送给部分爱好者参考运用过，获得好评。

将其编成卷四，一并辑为《桑氏骨伤科正骨心法》，曾于2003年仲夏打印赠送部分爱好者参阅，其中有诸多错漏，现再经审定编排付印第二版，以供后学者学习、研究参考。我们也希望川东桑氏骨伤正骨之术能后继有人，更加发扬光大，以服务患者，回报社会。

桑良党

二〇一六年六月列为专辑

供后人参考

附 3

万氏正骨心法

编者注：相传，万州的万氏遥仙正骨术是源自开县善字山桑姓正骨，再由万氏遥仙传谭氏家族。今将1957年万遥仙74岁时总结的《万氏正骨心法》附于桑氏专辑之末，目的在于体现桑氏正骨术外传之影响。

万遥仙自述词

自从学习正骨科，算来已有六旬多。
回忆当年所经过，犹在心头记得着。
初蒙先父谆谆训，心中模糊不知觉。
自谓下愚无能者，终是门外汉一坨。
左思右想无门路，惟有勤学第一作。
医贵有恒圣人训，岂可中途就丢脱。
毛铁磨针能做到，何况一艺不能学。
旋加访问与参考，略有路线渐明确。
从此勤学不间断，愈专愈进识愈多。
十有九分未曾到，还再加勉更勤学。
恰似理丝按法治，终不入扣是如何。
始悟内中还有理，未把病症来审确。
欲把病症审停妥，除非熟读解剖学。
全体骨骼俱寻遍，各样手法才有着。
不识骨骼本来面，怎么寻得伤下落。

伤痕得了赖手法，手法轻重细斟酌。
不可过轻与过重，总以不偏才适合。
过重必有添伤祸，犹如火上把油泼。
过轻于伤无有补，酿成痼疾患奈何。
不惟无益而有损，病人怎样得安乐。
手法骨骼均熟练，临症还在细心摩。
由此产出轩岐奥，著手成春个个乐。
正骨心法遂开展，济世活人有着落。
倘若跃进更跃进，造化之功可能夺。
昔以此为自发计，不愿交流乱抛却。
而今累受党政诲，保守思想尽摆脱。
响应党政的号召，发扬祖国之医学。
爰将生平正骨术，一点一滴尽述作。
诚恳献与党和政，六亿人民皆明确。
自愧才疏无表现，聊将经过作为歌。
尚希高明赐指正，成为完璧昌医学。

正骨手法

凡正骨一道，专赖手法，兹将四字手法作为纲领，以二十八字手法作为辅佐。在临床时，手法若无固不可，手法施错亦不可。务要细心揣摸，灵活使用，轻重适宜。如对向拉扯，顺势捏按，将脱者复位，断者复续，是险症已反为平，危症已转于安，而伤者犹梦寝然，竟不知其痛苦，方称为高超手法也。

四字手法

开、移、逗、实。

二十八字手法

伸坐踩闭抬抖担，鞠捏撇拨摇揉搬。
推掇抡按投拍抱，擒拿接提扯摸探。

手法释义

骨折接法并脱臼接法，其操作之术虽不同，而其整复之理则相等也。总不外开、移、逗、实四字之手法。开以松弛骨附近之肌肉，移以展动骨上下之错端，逗以接合骨原来之榫缝，实以贴紧骨伤处之皮肤。用此治疗骨骼之损伤，不惟可以兼用于脱臼骨折，并且可以推用到全体各伤，又完备，又周到。此种手法，真正是奇妙纲领。倘能再将二十八字手法与其他手法取来灵活运用，以辅此四者之不逮，则更加全美矣。

伸　是直展之也。凡肌筋收缩，不能活动，即用此直展之力，以活动之，自然肌安筋舒矣。遇关节间之软组织，凝滞而成硬化者，也可用此直展之力以活动之，亦能全可。

坐　即退转回还之义也。凡骨头离榫，有存久性者，其榫窝生长胬肉。如欲出去之，虽用千方万法，不能出去，只有将其骨头退转回来之力，才能把胬肉挤得出去。

踩　是足用蹬蹋之力也。凡人身之力，惟足力最大，可以助手力之不足。何也？盖因其蹬能助手之牵引，蹋能助手之下压，所以大关节有损伤，不用大力不能投榫者，宜用此力参加之。

闭　合拢之谓也。骨榫离开者，宜合拢之。骨折错开者，亦宜合拢之。

抬　为两人共同向上举起，借此以送入原位也。

抖　是上下摔动，能使骨节疏松，以便治疗。

担　即两头下坠，中间上顶之力也。凡腰杆不能极度伸展，当用此力去伸展之，各关节伸展不能者，均当用此力伸之。

鞠　乃钩腰之谓也。凡脊椎肋骨错折，正复时，背病者之人，即用钩腰带抖之力，使肋骨脊椎疏松，不相争持，以便正复。

捏　以一手指掌挤拢之谓也。将错骨之头，挤进榫去，以回原所。

撇　即中间鼓力，拗开之义也。凡骨关紧闭，原骨不能进去，必用此开之，原骨始能回位。

拨　是赶动之也。凡骨头骨片，有卡之不动者，可用此力以动之，自然顺出，以归原位。

摇　是频频去来摔动之也。如骨脱臼，骨在他处，历时过久，新生绵筋胬肉。将稳固时，难于扯脱，须当以此法，才能解脱，使之回位。关节旁边的软组织损伤太久，失于治疗，血凝气滞，筋络直硬，不能活动也。须用此法，始能活动。

揉　可以荡动肌肉，散积核，消硬块。

搬　展动之谓也。凡大关节脱臼，如不用此展动之大力，难以回榫。

推　以掌或指，平送拢去之谓也。如骨出在外，或远或近，则用此送到原所，以便落榫。

掇　为以众指的力聚之也。如膝盖、骨盆、肩胛等骨，一旦遭了粉碎折，可用此力以聚之，然后裹按平正。

抡 即翻动之也。骨头有脱出，挂在他处骨楞上者，不能对直扯出，可借此翻动之力，由侧边卸出，以便还原。粉碎骨折，有碎骨翘在整骨上者，用此翻动之力，即天然平下，清丝合缝。否则以指勉强推下，则有他骨，前来争持阻碍，不能合缝平复。

按 为以手将翘骨压下，即《金鉴》云"高者就其平"之手法也。

投 是逮拢去也。关节处榫者，欲使之回位，即用此力以逮拢去。

拍 即以手掌击之也。可治其骨微微有未合缝者。

抱 为以双手合力围着也。大腿投榫时，用此力以投之，将擒身腰，亦必用此力，不然必擒他不住。凡遇粗大者，均当用此力。

擒拿 即掌握之谓也。可用此力使伤处不致冲上吊下，歪左偏右，以稳定之。

接 是连合之意义。即如骨折，拿下端去连合上端。关节脱臼，拿骨头去连合上榫。此乃断者与之复续，脱者与之复回也。

提 即向上拔出之谓也。凡骨缝有夹肉者，必用此力，向上拔出在外，然后里面顺骨，则无障碍。骨有陷下入里者，非用此上拔之力不能取出。

扯 即牵引之谓也。能使肌肉伸长，脱骨近榫处，破骨近折端。

摸探 是以手审查之也。在临床时，未用手法之先，以之审查伤痕在何处和伤之形象。既用手法之后，以之审查归位合缝与否也。

叙骨之功用与质体

夫骨乃人身之支架，其功用很大。外领皮肉筋络，内托五脏六腑。凡行动工作，乘重量等，均皆赖之。其形象不同，有长短大小，方圆曲直，厚薄宽窄，各式各样。其体质亦异，有内松质而外平面者，有中空藏髓者，有实硬无髓者，有脆薄者。内中还有数骨相挨，遂并合为一块者，亦有相挨，不并合而活动者。虽属不是一致，然而节节连贯，成为一体，遂灵活焉。今将骨之功用质体，一一略叙之，以启同学之体会觉悟也。

骨骼叙

顶居上面叙当先，枕在后面额在前。两旁蝶颞耳上住，锤砧镫在耳中间。额下鼻居面中部，颧骨排列在两边。前有颌骨上下处，犁骨参加在鼻间。泪筛骨在眼眶侧，鄂骨到处去参添。口腔鼻腔眶等处，俱能容纳不忖嫌。舌骨于颅无地位，把他分住在舌间。颅部叙完叙躯部，颈椎上与头颅连。脊椎节节相连贯，连成条形似竹鞭。上段两旁生肋骨，各如弓样缠向前。只有七对达胸骨，余者均在半途间。胸骨一条形似剑，上如叉状下头尖。再把后面椎骨叙，骶尾直插髋下边。与髂耻坐合一起，成为骨盆妙难言。躯部叙完叙肢部，上肢发源在于肩。肩胛锁骨肱骨等，三个结合似桃园。肱下尺桡来迎接，尺桡下端在腕间。遇着小友舟月豆，头状钩骨列身边。大小多角与三角，挨着五根掌骨间。众指三节拇指二，上肢骨骼叙周全。又将下肢来叙述，下肢发源髋股间。股骨连在髋骨上，股骨粗长髌骨圆。股膑胫腓四会聚，膝之名称出此间。胫前腓后紧相随，犹如夫妇在一团。下端跨在距跟上，舟骰三楔在跗边。跗骨五根列成排，趾分五条来相连。众趾到巅皆三节，拇趾两节亦到巅。右边肢骨叙停妥，可以类推到左边。左右骨骼是一样，长短大小同得全。古人闻一便知十，岂有同样不知焉。所以暂将笔来放，留与同学自己研。

下颌骨

下颌前面颏隆突，分岔向后成弯曲。伸至角地各上翘，上支下体名分出。支巅之上又分岔，岔之顶上各生突。突名髁状与喙状，恰与颞窝相合符。下颌骨的形体，由前面的颏隆突起，分岔向后，至下颌角翘起地，若马蹄铁形，下为下颌体，上为下颌支，两支巅又各起两突，内名喙状突，外名髁状突，上与两边颞骨窝连成关节，形同滑车，为滑车形关节。此骨脱臼，由其人气血虚弱，肌筋松弛，不能收束关窍。当感受风寒时，若打呵欠，食硬物，发狂笑，口张过大，即便脱臼，渐或亦有因跌扑而然者。

畸形其脱有二种，有一边脱者，有两边脱者。两边脱者，其口必张不能合闭，下牙前伸，超过上牙，两边髁状突现在原窝外。一边脱者，其下颌尖必歪向好的一边，一边髁状突，离开在原窝外，口亦张而不能合。

下颌由于气虚落，后面一人掌脑壳。拿牙腔之向下按，投入原位保安乐。治疗时，令病人坐矮凳上，背后令助手一人，端正其头。医两拇指以布缠裹，放入病人口内尽头大牙上，余指外面拿着牙腔，拇指向下按压，伸长肌筋，余指向上端提，送髁状突回窝，两拇指感觉复位声音，速将两拇指放下在大牙侧，再行抽出，骨即投榫，口即能合矣。一边脱者，一手正之，两边脱者，两手正之。外贴膏药，内服补中益气汤，加骨碎补，再用布条系下颌于顶上，以固定之，自然痊愈。

参芪归术升柴草，碎补陈皮引枣姜。

洋参、黄芪、当归、白术、升麻、柴胡、甘草、碎补、陈皮、大枣、生姜。

锁　骨

锁骨双弯横卧倒，就像蜿蜒龙一条。一头连在胸骨柄，一头却与肩胛交。锁骨是个双弯形的长骨，位于胸廓的上方，横在第一肋骨之上面。锁骨的内端同胸骨柄，构成关节。

外端同肱骨肩胛骨，构成关节，并支持肩关节，使它不太贴近胸壁。

此骨脱臼，一因跌扑，肩头着地，其击撞之力最大，锁骨乘不起。其内端一拗，将肌肉破裂，锁骨内端便离开胸骨柄的关节窝。由上肢重量，骨端遂向上翘，而现突形。二因跌扑时，肩头下地，直接着击撞之大力，将肩头肌筋破裂，锁骨外端，离开肩关节之位。由上肢体重，肩峰下垂，伤部现凹陷之形。

锁骨脱臼治如何，抱身提肩一齐作。医用两指按平正，上夹缠护便松活。治疗时，伤者坐正，令助手二人，一人抱其扯，一人提其肩向后扯。医立于背后，手掌放于肩胛骨上，向外推，另一手以按下法正之。胸锁错位，以拇食二指下按锁骨内端，肩锁错位，以拇食二指下按锁骨外端，使之复位。然后贴膏药，缠布条，伤处放硬纸壳以压之，腋间塞布团以胎之，系病手于项下，手心向上，自然痊愈。

肱　骨

肱骨之头似球圆，其体中空有髓填。下端之形约略扁，伸出二髁在两边。又现一窝在后面，排列二窝在当前。下面如像滑车状，肱骨之形已叙完。肱骨体长，如圆柱形，上端粗隆处，其头呈半圆球形，朝内且稍向后方，与肩胛盂构成关节，名为肩，呼为球窝形关节。下端粗隆处，前后平扁，分成内外两髁，内髁宽大，外髁比较狭小，内髁下有一大的滑车状面，为肱骨滑车。于前面滑车上方，有一窝，为冠状突。窝后面于滑车上方，有一大窝，是鹰嘴窝。此二窝，是容纳尺骨头之冠状突和鹰嘴。外髁下作半球形面，是头状隆起，前上方亦有小窝，与桡骨小头相应，为桡骨窝，此窝是容纳桡骨之小头。

肱骨上端脱臼，因其人臂膀正在外展时，即被重物打压，或跌扑，倒在地上，将肱骨震动，肌筋撕裂，肱骨头遂离开肩胛盂，有的脱下，在腋窝内，有的脱前，在锁骨下，有的脱后，在肩胛上。

畸形脱下者，必现肩部疼痛运动障碍，腋窝丰满，肩峰突出，其下凹陷，臂只外展，不能靠近肋部，又不能上举，脱前者，必现锁骨下突起，肩部凹陷，运动艰难，分外疼痛。脱后者，必现肩胛骨上突起，肩部凹陷，不能运动，痛得难忍。

肩头脱臼出原窝，抱身扯肘要力多。搬弄榫头回原位，拍摸停当就安乐。治疗时，使病人坐正，手心向前。令助手二人在两侧，一人抱其身，一人捉其肘，形势向肘侧斜下，相对拉扯，至肌肉伸长，骨端离开。医在背后，乘其扯势，以一手入腋窝搬肱骨头向外，一手捉臂膀向内收，一拗，其骨头即出而拢榫。脱下者，送上以回原位。脱前者，仍用助手之扯力，即推骨头向后，以入原位。脱后者，即推骨头向前，以入原位。拍摸停当，再将病臂前后摇晃几次，以稳定其位置，始贴膏药，腋下塞布团以胎垫之，伤处用布条以固定之。将病手系于项下，手心向上，自然痊愈。

尺　骨

尺骨头上伸两突，两突之间显弯曲。突名冠状与鹰嘴，肱窝滑车同合吻。其体上粗而下细，临头却伸一茎突。尺骨的上端肥大，前方是冠状突，后方是鹰嘴，两者之间，成为半圆形的凹面，与肱骨滑车面构成关节，为滑车形关节，凹面的外侧又同桡骨头互相连接，由上端向下，逐渐变细，所以尺骨上部，比较重要。下端小头，发出一个小突起，为尺骨茎突。

桡　骨

桡骨之头圆碟形，与肱滑车相合容。其体上细而下粗，向下外弯像个弓。常附尺骨而围绕，所以它有旋转功。下端生成平坦凹，有个隆嵴在当中。把凹分开成二部，舟骨月骨尽收容。桡骨的上端，是圆碟形的头，与肱骨半球形面，构成关节，亦为滑车形关节。由上端向下，不惟逐渐粗大，并且向下外边弯曲，回来与尺骨，互相毗连。因此桡骨可以围绕尺骨，做旋前旋后运动。桡骨下端，是凹陷的关节面，叫做桡骨关节面，由此面内隆嵴，分成二部，一接舟骨，一接月骨，所以桡骨下端，比较重要。

肘部后脱臼，当跌扑时，以手保护生命，肘正伸直，不觉手落地，压力过重，肘不能支持，向前一偏，将肘后面肌筋拗破，把尺骨上端，推到肱骨后面，桡骨也随它滑过肱骨下端，恰遇肱骨下端，扁而薄，不能稳定。二骨遂一同向后离位而冲上。内脱臼，因跌扑时，肘正伸直，手已落地，前膀被压力推偏，向内边一倒，将肌筋撕裂，尺骨挤在肱骨内髁内侧，桡骨挤在尺骨位上，两骨都为内脱臼。外脱臼，因跌扑时，肘正伸直，手已到，压力太大，肘向外边偏倒，将肌筋破裂，桡骨挤出外髁外侧，尺骨挤在桡骨位上，两个俱离开原位，成为外脱臼。前脱臼，因跌扑时，肘正屈曲，肘先落地，压力一挤，将前面肌筋破裂，把尺桡骨头推至肱骨下端的前方，两个共同脱在前面而吊下。

畸形肘部脱臼，大概是功能丧失，大痛大肿。但后脱者，伸不能屈。前脱者，屈不能伸。内脱者，外髁突出，内髁愈宽，肱骨头明显多粗。外脱者，外侧桡骨突出，内髁格外宽，肘部粗肿异常。

尺桡错前屈不伸，伸而不屈错后真。用按端力又推扯，伸者屈来屈者伸。治疗时，令病人坐正，以一助手，提其肱骨中段，使病手向前，屈成半弯形，再令一助手，一手将其前膀近患处向下按，一手捉腕部向上端。后脱者，医两拇指推送肱骨头向后，余指搬拉鹰咀骨向前，将滑到近榫处，令助者的端手，乘势向上提，其骨头即入榫还原，仍用此助手按端之势力，不须更换，以医各种肘脱臼之症。前脱臼者，医将两拇指推送尺桡骨向后，余指搬扯肱骨头向前，迨将拢榫时，仍借助者端手上提之力，骨头即入榫而愈。内脱者，推抵肱骨头向内，搬扯尺桡骨向外以回位。外脱者，抵推肱骨头向外，搬拉尺桡骨向内以回位。均借此按端之势力而取效。旋后医用手掌抬肘尖，拇食二指捏两边骨头，另一手捉其手颈，上下摇之，略三四下，审其有无阻碍，始贴膏药，以布条系病手于项下，手心向上即愈。

总而言之，不过借此助手按端之势力。后脱者，将尺桡骨向前推以还原。前脱者，将尺桡骨向后推以还原。内脱者，将尺桡骨向外推以还原。外脱者，将尺桡骨向内推以还原。兼以抵推搬提压送拖拉扯等手法耳。

除四种之外，还有一种桡骨半脱臼，是小儿才会行走，需大人牵引，一遇翻转，以致扭伤，而成半脱臼。表面患处不肿，皮色如常，又无畸形，只叫疼痛，不能抬举。医治时，医以一手拇指，按定其桡骨之头，一手握其腕，使之曲肘，向左边一旋，拇指随即按下，一屈即愈，不用固定。

腕 部

腕部脱臼捉上节，医清病源按与捏。团转摸按周围摇，揉之复位是妙诀。腕部，即尺桡骨下端，与腕中八骨相连处，是为椭圆形关节。凡人跌扑，即用手去保护生命，其手必先落地，随后身体的压力继至，迫使尺桡骨下端一翘，将肌筋撕破，尺桡骨头遂脱臼，内中有向前脱者，有向后脱者。

畸形表面均现肿胀疼痛，不能活动。向前脱者，必是手面触地，手面现突形。向后脱者，必是手背触地，手背现突形。

治疗时，令助手一人，捉病手上节。医捉病手之掌，清其病源。是前脱者，把病人手面向上，是后脱者，把病人手背向上，然后进行施治。两下对扯，另一手拇指下按突出之骨，余指上抵陷下之骨，迫使它复位平正，再上下左右摇之，查其无有障碍，加以揉摸，贴以膏药，用布条系病手于项下。

手掌部

手掌脱臼痛人心，掌之前后仔细清。一扯颈来一扯指，医即抵按自回春。解剖手上诸骨，分成三部，一腕部，二掌部，三指部。腕骨有八块，以右手仰面而论，舟骨向左挨月骨，此二骨与桡骨构成关节，为椭圆形关节。由月骨斜下，挨三角骨，豌豆骨叠处其上面。三角骨转向右挨钩骨，钩骨挨头状骨，头状骨挨小多角骨，小多角挨大多角骨，八骨互相砌成一块，上圆下宽模样，而为腕骨。掌部是五根骨，一与大多角骨连，二与小多角骨连，三与头状骨连，四五与钩骨连，挨次排列，连成掌骨，是为平面形关节。指部骨头亦分五条，众指皆是三个关节，惟独拇指是两个关节，共同连成指部之骨，是为鞍状形关节。

兹将掌腕关节脱臼而论。掌腕的活动范围大，对外的接触机会多，遇着跌打碰撞力来过猛，把掌腕之间的掌骨错开，有推向后面者，或推向前面者。

畸形掌骨错后者，手背必现突形，掌骨错前者，手背必现凹形，患处皆肿胀疼痛，不能运动。

治疗时，令病人前臂伸直。错后者，手心向下，令一人捉住手颈向上扯，医一手捉住错位以下的指掌关节向下拉，另一手拇指下按突出之骨，食指上顶错位之骨，四面一齐用力，迫使它复位，再行摩搓之，以平正为准，不用固定。错前者，症状皆同，其治疗亦同，但治疗时，须仰其掌耳。

手指部

手指脱臼心莫慌，令人捉掌暗相帮。医扯指时即捏按，回

附
录

205

复原位如寻常。手指骨,一手十四节,其骨榫头均是鞍状形关节,倘遇跌扑及被物打压,将此骨榫头错开。

畸形以下节而论。错上则指伸,错下则指曲,错左则指头偏右,错右则指头偏左,此必然之形状也。

治疗时,指向手背边。上错者,令病人手心向下,令助手捉其掌。医一手握其指尖之两侧,另一手拇食指握其伤处之上下方,拇指将错骨向前推,同时,握指尖之手,先向前伸而扬扯,俟其推至榫处时,随后变换成向前伸而屈扯,拇指食指即上按下提,而骨回位矣。医错前者,与上医错后者之法同,但病人手心向上。至错骨拢榫时,捉指尖之手,只向前扯直耳。至于医左右错者,医捉指尖之上下方,与助手对扯,另一手拇食二指,即相对挤捏,其左右错骨,使之复位。复位后,拇食指不忙放手,扯指尖之手,将伤指屈伸二三次,以稳定其位置,然后取手,贴膏药,用布条缠裹,以保护之,再缠在附近一指上,以扶持之,即可痊愈。

颈　部

颈错覆卧在床边,一人扯头足蹬肩。医乘其势捧上磋,揉推复位病若拈。解剖椎骨数量,共有三十三个椎体,但真正能有活动性的椎体只有二十四个,计颈椎七个,胸椎十二个,腰椎五个,与稍活动的骶椎五个,尾椎四个。椎骨的构造是松质骨,但外面包裹一层薄的密质骨。椎的后方有一突,名叫棘突,两侧各有一突,名叫横突。内中地上下面是平坦的,当中还有一孔,容纳脊髓。众椎骨互相连贯,凑成一条脊柱。颅与颈椎骨相连合之处,有二椎骨,其关节生成环枢之体象,是为环枢形关节,与它众椎骨的关节不同,因此它能左右旋转,前后抑扬。

当跌扑时，头先落地，一倒扬股桩，前后左右俱能脱臼，或被粗木重石横起打来，亦能脱臼。皆因此等撞力太大，将肌筋撕开，榫头滑出，而下磋故也。

畸形患处肿痛，不能运动。错左则头偏右，错右则头偏左，错前则头扬，错后则头抑，即现此等形状。

治疗时，令病人覆卧硬铺上，令助手一人坐其头前，用两手扯其头，足蹬其两肩，医乘其扯开之势，即捧其榫头，展移上磋，用手指捏按，使其上下椎骨，逗成一样齐整始为复位。又一法，未正复之先，当审确实，然后施治。及治时，令病人坐矮处，助手以双手压其两肩，医以双手捧提其头，摸着错方在何处，即向错方斜上至错骨之端，始盖下之，以投入原位，旋令人替代医手，医即推按平正，乃已不须固定，令病人仰卧，睡矮枕头，两耳后垫棉卷，如此休养，即可望愈，不要乱动。

脊　骨

脊骨脱臼非寻常，令其覆卧在平床。上抱下扯用猛力，推按还原定安康。腰椎是节节连贯，成一条形而独立者，两旁无有肋骨依附，人体上部的重量由它担任，更兼其屈伸扭转，运动范围广泛。倘此处当屈曲时，一被粗木重石打压，将其榫头离开本位。

畸形患处一椎骨突起，较邻近一椎骨高一点，屈伸不能，疼痛难当。

治疗时，把病人覆卧在平床上，令助手二人，一人抱其上身，一人扯其下肢，医乘扯势将骨头推回榫处，继续下按，使之平正。贴膏药，缠布二层，上夹具，再缠裹紧以固定之，莫叫病人转身动摇，迨其稳妥后即愈，不然则有危险之虞。

股　骨

股骨之头圆球形，头后变细以颈名。颈后突然粗隆起，变成大突内外伸。大转子与小转子，就是它的美声名。股体粗长圆筒样，下端髁骨两旁伸，前方当中有一沟，容纳膑骨很安平。股骨干是圆筒形，由坚硬骨质组成，骨的头部是半圆球形，外包上一层透明软骨。头之下，骨形略细，名为股颈，股颈后，骨即变格外粗大，其外上生一突，名大转子，颈下内生一突，名小转子。股骨头向内，上与髋臼连成关节，是为杵臼形关节。股骨下端特别膨大，两旁各生一突，一名外侧髁，一名内侧髁，两髁之间有一凹窝，为髁间窝，其下方及后方为关节面，前现出宽沟，此处是容纳膑骨之地位。

此骨上端脱臼，因大腿在屈曲时，恰被跌扑，撞力太大，将肌筋撕裂，股骨头钻出，冲上在原窝上方者。

畸形其膝向内旋，常放在好腿膝上，不能外展，不能行动，其足杆短些，疼痛难忍。

股骨脱臼出原窝，骨头冲上此病多。两人对扯齐用力，推送回窝便松活。治疗时，令病人侧卧，病足放上，一人控制其髋骨向上扯，一人捉足颈向下扯。医一手上拉住坐骨，一手将股骨之头向下推掀，即入窝而愈。旋即下按股骨头，将腿前后摇晃几次，以稳定关节之位置，然后贴以膏药，缠以布条，修养自愈。

股骨插后在髋间，令人提膝须宜先。一搬腿又一抵榫，一齐用力便还原。股骨后脱臼，亦因前样跌扑，将股骨脱出，插在髋骨后面，为后脱臼。

畸形其膝头常向内倒，不能外展，屈不能曲，伸不能直，其足杆比较亦短些，患处疼痛异常。

治疗时，令病人仰卧，令一人捉其膝头向上提，一人把其骨盆两边向下按。迫其骨头移动时，一人向下搬其腿，医以两拇指用力抵推之，迫使骨头入榫，以复原位。旋急按其榫头，大腿加以摇晃，关节自然稳定，再加药物与固定。

股骨吊下足必长，一提胯缝力须强。一扯膝足屈上肚，医按膝头病遂康。股骨吊下者，因上楼梯失足，大腿在梯上一拗，将股榫下方肌筋撕开，股骨头滑出，向下吊在坐骨部，成为下脱臼。

畸形其足杆比好足杆长一些，其足尖只能外偏，不能内倒，屈曲和行走的活动均不能，疼痛不休。

治疗时，令病人侧卧，病足放上。令一人在背后控制其骨盆，一人在背后按住其好足膝头，一人骑在病人半身以上，双手将其胯根的股骨头向上兜提。医在其面前，一手捉其膝头，一手捉其足颈，平提，一齐用力，医即将其膝头往下按，而股骨头即一拗而上冲在髋骨上搁起。一人把股骨头向榫推送，医在前把腿微微抢动，以回原位。斯时急压按股头，摇晃其腿，以稳定其位置，即加药物及固定。

股骨脱臼入肾囊，一人提腿力要良。内抵榫时外拍膝，一拗回窝自安康。股骨脱臼插前者，因大腿在屈曲外旋时，被粗木重石打压，腿遂越发展，股骨头将内边肌筋翘开，其骨钻出，插在内边肾囊侧，成为内脱臼。

畸形大腿屈曲而不能伸，叉开而不能合，腹股沟处现出一突，不能溜动，溜动则痛几殒命。

治疗时，令病人仰卧。令一人双手握其膝头向上提，一人双手把其骨盆两边向下按，一人在健侧拉髋骨向内，医在患侧搬股骨头向外，四面一齐用力，搬榫头至外楞坎时，医一手向外搬骨头，一手向内拍其膝头，一拗即入窝归位，继续按其榫头摇晃之，以稳定其位置，始药物和固定。

股骨脱臼全暴出，由于不慎挞坐触。一掌腰又一扯脚，医用足踩使平复。此股骨脱臼，因挞坐触，将股骨头暴出高起，尚未离本位者，有暴出在本位，而未脱欠者，有暴出半离本位者。

畸形伤处只是突起，其足杆比好足杆，不长不短，不屈不伸，转侧不能，行动更不能。

治疗时，令病人侧卧。令助手二人，一人抱其腰间，一人扯其足颈。医用足踩其患处，一齐用力，一次不平，再三再四踩扯之，务要平下乃止。贴膏药，缠布条，可望痊愈。

股骨脱久暴甚高，就是胬肉在发疱。或挤按之或足踩，务使回窝即平消。此股骨脱臼，因股骨头暴出，历时已久，有未经医治者，或误治者，没有还原，原窝填塞胬肉在内，骨头久在它处，新生绵筋粘连，将成痼疾，医治很艰难，要多费方法，多用手术。

治疗时，先久摇，然后按照医前骨暴出之足踩法治之，不平或用抵法。令病人挨墙壁或柱头之处坐正，医者与之并坐，以双手抱其髋骨，以己之股骨用力挤抵其股骨，使之平正。不平，再用按压法，令病人侧卧，两下各用一人扯，医以大力按压之，不平，又多次医治，务使平正乃已。

胫　骨

胫头两侧髁骨全，身高能与股骨连。连成关节第一大，各节莫有能当先。其体乃是三楞样，踝骨生在内下端，里边有个半空蹬，胫骨之形已叙完。

腓　骨

腓骨之身矮而小，不能到股也算了。附着胫骨身旁住，随它一处也就好。其体是个三楞样，伸出踝骨在下稍。内边生一半空蹬，同胫把距得到好。小腿骨即是胫腓骨，其体皆是三楞柱形的长骨，其长短又相等。但腓骨很细，而位置较低，所以其上端不能到股骨，胫骨上端最肥大，有外侧髁，内侧髁，每髁上面均有一不甚凹陷的关节面，与股骨髁构成很大关节，髁下外侧方稍后，有一平坦的小关节面，与腓骨上端互相毗连。胫骨下端重又膨大，其内侧伸出一突，为内踝。外侧面与腓骨相连，下关节面与距骨构成关节，腓骨下端也肥大，伸出一突，为外踝。在垂直方面上，外踝比小头长，其内侧面有一稍平坦的关节面，与距骨连成关节，为鞍状形关节。

膝关节脱臼，因跌倒时，是屈膝落地，其碰撞力太猛，将膝下肌筋撕裂，膑骨挤在膝侧，胫骨头伸出在膝后面，成为后脱臼。

畸形股骨头突现在膝前面，胫骨头突现在膝后面，其小腿伸直，不能屈曲，分外疼痛。

膝头脱臼错下边，两下扯紧提中间。以指推而并指按，再捏平正就还原。治疗时，令助手二人，一人扯上端，一人扯下端，迨其肌筋伸长，骨头近榫，医提中间，以双手拇指，把股骨头推上而下按，余指把胫骨头推下而上提，一齐用力，即便复位，再捏平正乃止。贴膏药，不须固定，休养自愈。

跗　部

足颈脱臼治如何，令人掌腿医扯脚。扯正端复抵按搬，务使还原才安乐。解剖足骨分为跗、跖、趾三部，跗部的骨共有七个，距骨、跟骨、舟骨、骰骨、三个楔骨。内中上面有滑车，与胫骨腓骨连成关节，为鞍状形关节，下接跟骨，前接舟骨、骰骨、三个楔骨。跖部有五根骨，是条形排列，与三楔骨、骰骨连接。趾部趾骨共有十四个，连成五条，与跖骨连接。拇趾有两个关节，余趾三个关节，共成趾部之骨。

足颈脱臼，因走不平之路。下足太毛，遇着坑陷之处，悬岩之坎，一跌下去，有的足颈向内一偏，距骨亦随它向内倒，足遂向外翻，成为外脱。有的足颈向外一偏，距骨亦随它向外倒，足遂向内翻，成为内脱。有的把足尖一撞，胫腓骨下端向前突出，距跟骨错在后面，遂成后脱臼。

畸形足背向前伸直者为后脱，足心向内翻者为内脱，足心向外翻者为外脱。形像大异，各不相同，均皆肿痛不止。

治疗时，令病人小腿伸直，足尖向上。令助手捉小腿扯，医双手握住足部拉扯，愈扯愈正，愈正愈端时，是后脱者，医即换一手拿足跟，向远方连拉带提，另一手下按胫腓骨下端的前方，迫使距骨向前入榫而愈。遇外翻者，把病人内踝向上放，医以两拇指下按内踝骨，余指连扯带搬，搬足向内翻以还原位。遇内翻者，把外踝向上放，医以两拇指下按外踝骨，余指连扯带搬，搬足向外翻以还原位。贴膏药，缠布条二层，外用竹夹，两边各二块，以固定之，防止再出，即愈。

跗 部

附骨与跗骨之间的各关节脱臼，治疗时，均令一人捉其足颈，医一手捉其跗趾关节，两下对扯，拉至错端。松开另一手，拇指把突出之骨下压，食指将脱下之骨上抵，挤拢原榫，再行摩搓平正为度。

趾 部

足趾关节向上脱臼，治疗时，医拇指在伤处上面，用推骨按骨之力，食指在下面，用向上抵挤之力。另一手捉趾尖两侧，用扯力，当骨头未拢榫之先，向前扬起扯，以移动之，在将近榫之候，转向下抑扯，拇食指即上下按抵，使之回位。

鼻 骨

举鼻器入鼻孔中，不使碎骨塞不通。陷举起来突按下，歪斜捏正自然松。鼻居高上之地，脸面之中，质体脆薄，易于碎烂，一经跌扑或拳棒打击，将鼻梁骨损坏。

畸形头痛眼红，鼻孔喉间有血涌流，鼻现坑陷歪斜之形。治疗时，令病人坐正，用布塞一鼻孔，治右塞左，治左塞右。令一人把其头端正，医将举鼻器入鼻孔内，陷者举起，突者按下，歪斜捏正。外贴膏药，内服清热泻火之药，三七之内，必然痊愈。

知连膏地银翘草，玄麦茅根治衄好。

知母、黄连、石膏、生地、银花、连翘、甘草、玄参、麦冬、茅草根。

举鼻器之形，上端尖突略扁，在离端二三分许微弯，下渐粗直，如笔竿大，略六七寸长。竹木铜等，均可为之。

肩胛骨

肩胛之头是圆窝，其体宽大却扁薄，但是边缘略较厚，大形就是三个角，全体附在肌肉上，头与锁骨独靠着。肩胛骨是三角形的扁平骨，因为边缘较厚，可以抵抗外力，因此骨折的机会较少。它与身躯的联系，除锁骨一处外，完全是靠肌肉附着的。肩胛骨与上肢相连处，是肩胛骨头部与肱骨头部，两者构成关节的大部分。关节面很浅，所以肩的活动范围很大，加之肩胛骨也能活动，故在上臂做运动时，更增加了上臂的活动范围。肩胛骨由头、颈、体、肩胛冈、肩峰、喙突等部组成，头部有一个平滑的凹面，就是肩胛盂。头与体之间，就是很细窄的肩胛颈，此骨多因跌扑的撞力，或飞石打来，以致损坏而成破裂。

畸形肩向下垂，肩胛骨现突凹之形，疼痛肿胀，扣之，骨有摩擦声。

肩胛突然遭骨折，一人提肩医细捏。推按平正裹周全，绷带固定就可得。治疗时，令病人坐正。令助手一人提其肩，医在背后细捏，将破骨推拢，掇按平正，裹成原形。贴膏药，用棉垫加纸壳，再缠绷带固定之，可望痊愈。

肋　骨

肋骨生在脊两旁，数量廿四形扁长，并皆弯身向前面，有的住在前胸膛，有的附住上肋处，有的就在腹壁藏。肋骨的模样，皆是扁窄而长的弓形，十二对肋骨，俱各弯合向前。只有上七对肋骨直达胸骨。其余五对中，第八、第九、第十对肋软骨的末端尖锐，并与上一肋软骨结合。第十一、第十二对，其软骨在腹壁肌中，游离而终。所以此二对肋，有特别的活动性，因而叫做浮肋。

凡肋骨一遭折伤，其原因必有二：一因外面粗木重石打击，直接受着而成骨折；一因两边粗木重石挤压，间接受着而成骨折。

畸形直接外力致伤者，骨折面多向内弯曲，间接外力致伤者，骨折处多向外弯曲。从此辨认伤处，可明白矣。用手压之即疼，突出的折端，有骨摩擦声。

肋骨折断须背人，一鞠而抖即现形。擒皮提肋令鼓气，一齐用力功可成。治疗时，伤在背处者，令助手一人将病人背起，一鞠而抖，使其骨松，医即擒皮提肋，令其鼓气，一齐用力，将陷骨提起，突骨按下，揉摸平正后，贴膏药，轻轻放下，用布条缠紧以箍之。不要妄动，安心调养，不久自愈。伤在胸前者，将病人背靠背背，治法则同，内服主根七汤。

竹根七汤治肋胸，乳没归芍曲楂红，泽兰广香便酒引，有血加霜建奇功。

竹根七、乳香、没药、当归、赤芍、百草霜、神曲、楂肉、红花、泽兰、广木香、火酒、童便。

髋　部

骨盆组成由众骨，骶尾髂在后方排，髂由两边去围抱，遇着耻骨在前途，又有坐骨在底下，天然一个骨盆出，又将两旁组成窝，容纳股头很合符。骨盆是由髋中髂骨、耻骨、坐骨和骶骨、尾骨等联合组成的。上面连接脊椎骨，支持体重，下面连接下肢。身体的重量，就由骨盆传达下肢。此外，骨盆还支持重要的内脏，如肠、生殖器和膀胱等。骨盆众骨的部位，骶尾骨两旁是髂骨，其位于骨盆的上后方，下部成为髋臼之一部。耻骨位于骨盆的前方，上支与髂骨合成髋臼，下支与坐骨相连。坐骨位于骨盆的下方，一部合成髋臼结节，与耻骨下支连接。

骨盆因汽车挤压，或硬石撞蹾，直接此外力，将骨盆破裂。

畸形端坐不能，站立不能，手扪之，骨有摩擦声。

破裂之伤在骨盆，横破直破先审明。继用双手襄平正，多头带缠保安宁。治疗时，令病人仰卧，医者预先审破裂之形，然后施治疗之法。医以双手捉其髋关节，挤襄拢去。令人替代医手，医复将破处抵按平正，即是还原。贴膏药，用棉垫压纸壳，加多头带缠之，好好休养便愈。

膑 骨

膑骨是个扁圆骨，上椭圆而表微突，它常盖在膝头上，别名就叫膝盖骨。膑骨之形，上椭圆而下尖突，质体扁薄，其盖在膝上，又名膝盖骨。

当屈膝时，忽然跌扑，膝头落地，遇着硬石，将此骨挞碎，或直破，或横破，不是一致。

畸形患处肿胀疼痛，以手扪之，内中骨有摩擦声，骨缝显然。

膑骨破开按与捏，固定须箍箍用篾。布带缠捆交叉形，必然还原是妙诀。治疗时，令病人坐正，小腿伸直。医用手指把碎骨推拢，一一捏按平正。贴膏药，先用布条缠之，再加篾圈箍之，又以棉带交叉捆之，自然痊愈。

八大筒骨

八大筒骨有折伤，肉内破碎要审详。扯复指按捏平正，上夹缠护保平安。八大筒骨，在人身四肢。上两肢曰臂，占四筒骨，下两肢曰腿，亦占四筒骨，故称之为八大筒骨。每一肢骨，上节是单，下节是双。此骨折断，多因自己防护生命，以之抵御跌扑之虞故也。一经跌扑，将此骨跌坏，而成各样骨折形状，横形折、斜形折、粉碎折、复杂折、开放折、裂纹折、螺旋折、绿枝折。

治疗时，每以一人扯其上端，一人扯其下端，只要对向扯力，将错骨离开，肌筋松弛，撒手，直迨医者固定完毕乃止。医者以两手拇指管伤处二方，余八指管二方，其四方俱管。如上下交错者，医之拇指先按上折端，对方四指提下折端，以移之回原位。继后，仍用拇余指捏按平正。错骨逗头，那些拇余指，管左右二方者，防备错骨又向左右逃走。既归位，贴膏药，缠布条，上夹具以固定之，即可望愈，此常规也。医凡治骨折，即用此常规，似可塞责，但各骨折之形状，各有不同，而所用之手法，何可一例为耶？须当按照形状，而分别施手法，始无差失，若又加以手法轻重合适，夹具长短松紧合适，则更为完美矣。

斜形骨折所用之手法

斜形骨折治疗时，令二人两下对扯，将肌肉松开，骨端动移。医即用指将错骨捏拢破处，按搽平顺。旋又在前后左右，四面推摩，无有翘移处，然后上夹具固定。此医斜形骨折所用之手法也。

粉碎骨折所用之手法

粉碎骨折治疗时，令助手二人，两下绷扯，定要对向，自然内中骨膜伸展，碎骨归依。其骨还有高低不平，横顺不一者，医先用指推拨以理顺之，继用指按搽以平服之。使骨片横归于顺，高就于低，四面平允，好骨一样，始上夹具固定。此医粉碎骨折所用之手法也。

复杂骨折所用之手法

复杂骨折治疗时，令助手二人，两下扯伸，须要对向。其内中骨有重叠者，医用指或推或拉，以掀下之。骨有插筒者，医用指提拉以出之。骨有穿肉者，医用指擒提其皮，松弛其肉，以挤出之。骨有翘上者，医以指按之。骨有陷下者，医以指提之。逐一处理完善，清摩停当，始上夹具以固定之。此医复杂骨折所用之手法也。

裂纹螺旋绿枝等骨折所用之手法

裂纹螺旋绿枝等骨折，俱未离本位。治疗时，两下扯者，微微用力，还要对向。医者用指在伤处四面推搽之，使它凹凸平展。捏摩之，使它缝口合闭，仍须上夹具以固定之，三七之内即可痊愈。此医裂纹螺旋绿枝等骨折所用之手法也。

医横形骨折，用以上所谈之常规手法以医治之，最为合宜，奏效如响也。

医开放骨折，当先缝合其口以防感染，然后进行医治其骨。治时，医须审其骨折之形状是如何，即按照其形状，而用其手法以医治之。

弯形骨折所用之手法

弯形骨折治疗时，令助手两下对向拉扯，看断骨拢直线上否，如不拢，医以手推送到堂，推时，可将拇指搭在近断骨之端处用力，才为完善。不可把拇指搭在断骨之端上用力，恐有夹肌肉穿皮肤之祸患也。至于接法，下按上提，以医骨之上下错者。右推左抵，以医骨之左右错者。如只按不提，则高者固下，而在下者，亦随之而愈下。只推不抵，则右者固左，而在左者，亦随之而愈左。怎能逗头？须要按提相应，推抵相依，则骨易接合而回位，旋加以摸搽平正乃已。

附 4

《桑氏正骨心法》民间抄本复印件

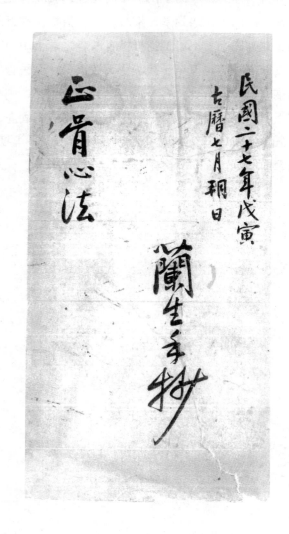

桑氏祖传正骨心法

指掌部

一、掌五指盂学大骨枕係小骨溇成其骨如目皮裹肉已难以枝举以意揚之上按下生得心応手此法施治医学多不灵。

又一、掌五指雄是小骨溇成於揑头鎖或背断医共

释音律割木入
窣也循言
一次六循
头

又务稳视其治法与变症之大骨大棒作难时、均是

一样绕不外第一之三法对症施治乃可三手法。鬆緊透之

又一、掌板或反掌或顺折又或左右错开其错骨已

离旧两治法须的病手震於棒之角上两头仍用撑

紧。一人捧手腔一人斜棒角扒五指医手先撮正没

後正再探按其合缝再收後按其皮内骨之合宜貼

19

以膏高或有木板夹器内面貼肉熏照。病形挖剜墊

以棉花用之。

手指骨節或断皮用桃皮去粗取中作夹器外面以（指好）

棉綫纏細取桃皮之東輕紙逼缠如另断以即骨連一指俱光細

手指搖法某指損傷医手扣某指尖以一手掐某惠

熏處断或損如法治之。五指俱同。

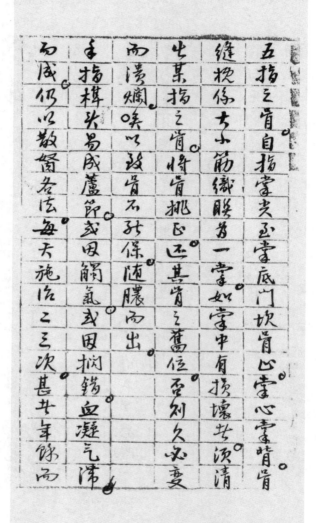

五指之骨自指掌头至掌底门坎骨此掌心掌背骨

缝捩係古小筋织联莠一掌如掌中有损坏苼须清

此某指之骨将骨挑正还其骨之蔷位至列久必要

而溃烂喉以致骨不外係随脓而出

手指榫头易成蘆節或因關氣或因枘镐血凝气滞

而成仍以教醫各法每天施法二三次甚廿年餘而

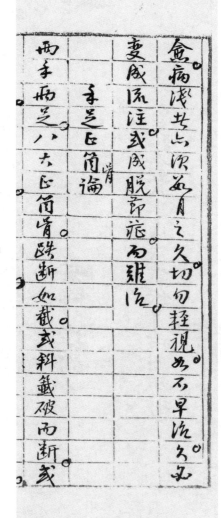

愈病浅尖须数月之久切勿轻视如不早治多至

变成流注或成脱节症而难治。

手足臣简论_胫

西手两之八大臣简胫跌断如截或斜錣破而断或

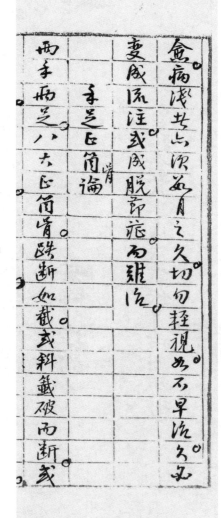

愈病浅尖须数月之久切勿轻视如不早治多至

变成流注或成脱节症而难治。

手足臣简论

西手两之八大臣简胫跌断如截或斜錣破而断或

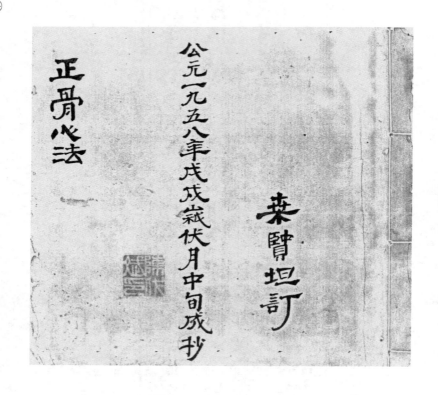

正骨心法

公元一九五八年戊戌岁伏月中旬成抄

桑贤坦订

接骨論

蓋人一身之骨統自腎水乃性命之根本也藏神藏氣藏精皆由虚變命於先天有男

育安育壽俱出腎藏之一竅是若病於房勞過度以致真水真陰從此而散既交之後

則由病生馬大凡鉄打損傷之症多犯臟腑所以諸火邪束虐而八脈之虚多

乃情由不已不必詳論虚實有一勞動之人或武曲身躰動而脱節此腎由腎絡不足氣

血有欝氣不洩蜡則血不能滋養筋骨故必于今研精三代救活古人荣千尺

能尽倬是以不惜肇墨搆遇天三百六十五度之骨考吳主方一些之法考要

也是聚網之方為要將心處于凡有害於此道此必須隔頚旁通萬病皆可固端

起悟何可於而不傳

方法總論

科

心之必骨鉄即古跌打損傷誠也古桿血論須先功夫武有瘀血博與武者亡

血過多些接施以内消之法庶不有悞也失皮不破而内損此多有瘀血破皮傷

若無瘀亡血過多二此法不同有瘀血此宜攻利之亡血此宜補而行之但出不如多

赤氣瘀血甘以外治之僅治之更察夾上下輕重深淺之異經絡氣血多少之殊凡（宜）

其療血以勞止痛然後調養氣血自无不效若大損傷扎痕稿中不及備載甚

俱分列日析類詳列於後學者宜盡焉

器具總論

跌蹼損傷雖用手法調治恐未盡得其宜以致有法水未浹之若則未百无醫理調

詳必後固身体上下必備之器製器以応之用補手法之所不遠以冀全此復全歌

接損之高低就欠平隋此牙尖挂則危證此可移於安重傷可就於理再施以藥餌

以止の論係摘抄

之功更可以調養之善則正骨之道全矣

街纂醫宗金鑒內原文

（一）接骨相人之体氣強弱量体下之

（一）接骨必要詳向水何跌法細心按摸傷處審察的確方可動手疗治不可鹿競心急匆匆

（一）接骨看病之輕重量輕重下之調治必无遇不故

（一）看病人遍身傷損先將病人推妥風處脱衣細看必知其傷在何處其何跌法

（一）其何法穩要斟酌依法治之

（一）應用夾器各患處俱另同樣制一患處亦有幾樣夾器

（一）應用器具量患處之長短大小瀾狹曲直凹凸之形為之或木或竹或布俱不宜

松外寬大仍用刻夾器縫而患處相吻合才更夾力

（一）捆縛夾器必下面抵貼肉處用棉花厚墊

（一）審真病之輕重切勿貌視下手心即在馬便知其跌撞形相旋清其源輕重自分

（一）治病之重些或險或不治之症舉目意最易了然

（一）腰胎用布縫一袋如裁縫質線形口用單布為之中實鷄腸帶一根輯头

中實以米恰如腰窝大再輯一头用之

（一）用紙裹成一筒作胎子内仍用鷄腸帶一根

（一）用布帕摺宽条滚成筒作胎子内仍用鷄腸帶

桑氏正骨
心法

此止乃各法之大畧出此五於臨儋之權衡一叶之巧妙神明存之存乎其人矣

頭部

頭內骨傷損而破出外面云他芳儻武耳眼鼻朱出腦髓头腫头痛头

拾不延必是肉有傷損尖骨用額帕捆緊头上　內先服刮防敗毒散二劑

怎䀲怎風接服　玉竹二两　结茯神二两　老川芎一两　茶羌活三两

大独活三两　青白芷二两　吩天麻三两　好㭎胡二两　藁本片二两

寸麥冬三两　酒黄芩三两　金银花二两　荷葉　为引

又头痛头腫當蒸吃單用水榶橘芽濃煎

大澤芳一两　蜜大柚五两　当遥首二两　结茯神三两　炒枣仁三两

寸麥冬二两　建蓮肉三两　製乳香一两　製沒藥一两　炙甘草一两

桉此陰肉骨損口鼻朱血皮赤事破步服前之單而有多產湏豪謹慎

核无肉五两　邹邹硃砂五两

風寒節飲食自可水已硬皮及骨破武骨穿腮不拘全大小流出腦髓者

落下扒牙腔窖骨

多不治最易殒命以能调养尽善多加意谨忌风寒间或亦有全愈者

落下扒牙腔窖骨　凡落下扒一由气虚一由风气不能收束阖数也

多落於语言不谨慎之人法法有一

（一）拿捉法　病人端坐低橙背後一人将病人之头捧端正医者以两大脂入口内按左大牙尽头处外两手之四脂拿住牙腔骨一齐用力往下一按復向内而上一送上即捉入原位此拿捉法戈

（一）拍接法　病人照前样端坐捧山以钱六文或七八文用索子系紧二沱一共需制钱十餘文易用小索連繋一头一沱医者即以钱沱安於两迯尽头牙上令病吹紧其钱繋钱沱之索带於手脂醫以手脂於下扒尖上以一拧拧於下扒之下尖一拧即接出故另加以捺撚数次即用布條繋下扒头顶上以品不自揄者先捺牙腮处之而上有拾下多

按此症宜内服加味益气汤

蜜黄茂　蜜党多　焦貢术　合当滾　酒柴胡　酒羌腐

附 5

川东桑氏骨伤科之传承

中华民族是有优秀传统文化的民族，中医药文化是中华民族优秀文化之一。川东桑氏骨伤科济世活人 300 多年，誉满川东及湖北西北部各州县。桑氏骨伤科源于先辈桑孝知（字是安）在湖广（湖北公安）得异人传授（经考证为刘素道长，其人精通武术、击剑及正骨、眼科、外科等）。传授其子桑立三（名安宁，1730—1798），立三于 1748 年 19 岁入川，居开县善字山庐家湾。立三擅武功，精舞流星锤（20 斤重的一对铜弹子由铁链子联系），他在飞舞流星锤时，只见流星飞舞，不见人影。立三更精通正骨及眼科、外科。三年后迎父入川，以正骨传家，济世活人。著有《正骨心法》传世。

三代传人桑家和（字护国、号鹿峰 1776—1826）及夫人张氏（1783—1841）得父传，张氏手法尤精，活人甚多，人称她"水师老娘"。张氏死后葬于开县善字山生机湾，人们纪念她，至今仍终年拜谒者不绝。

四代传人桑紫卿（名国吉字芝贡生，人称芝贡爷 1805—1864），得其父母传授，著手成春。终年施丹、膏药供饮食，从不受谢，名声大振。道光年间，开邑县令舒宾梧欣慕桑氏骨伤科，赠诗桑紫卿："口碑籍籍川东路，济美贤声直到今。"万州书院山长（院长）陈缉庵赠诗云："世泽历年均远被，生民愁痛一肩担。"著有《接骨纪略规条》，清同治丙寅年（1866）前万州书院儒学（教官）范泰衡曾为之作序云："开邑桑君接骨神术，自护国先生迄紫卿、培之历五世矣，新（开江古称新宁）、开、梁、万各州县求医者，踵门无虚日，桑君愈不受谢，并药饵饮食之数十年，全活以数万计。"并书联："有德积百年，元气后语良。"为了往来接应，紫卿与弟国有（主持家务）商议定置公业以垂久远。后置铁桥半边街田产三十石，名曰"膏药田"、专门施膏药、丹药之用。遗憾的是原《正骨心法》和《接骨记略规条》在土匪焚烧广宝寨时被焚毁。

五代传人桑赞元（名天埫，号保丞，又名培之，1834—1907）从小得父传，以正骨济世六十年，誉满川东。住开县城，万县城杨柳咀。遵父命续撰《正骨心法》以传世久远。其特点首重医德，"视人疾若己疾，且治人疾每忘己疾"。技术独特，从头到脚各个骨头，各个关节损伤，受病根源，手法、验方、禁忌一一论述。将诊断与治疗相结合，手法与固定相结合，固定与锻炼相结合，手法与药物相结合，药物外敷与内服相结合。因人而异，因病而异，药方独特。"是法俱灵，无方不效"。并附医案，通俗易懂，便于学习。所以川东民间辗转传抄者甚多，是桑氏骨伤术外传的第一人。

六代传人即桑天埫的门生有：万邑有易坤山、万鹏程、万殿魁、万庆之、万聘三、万献之、万肇之、万镒瑾，开邑有黄廷楷、袁少白、文之品、文辅成、文之荣、文筠、文化工、文化琛、程本荣；湖北宜昌府东湖县罗仲森、东乡戴华级；新宁（开江）陈代哲、易渊洳、李方本、黄化成、黄受庵。侄桑祚沛，子桑祚全、桑祚隆、桑祚觐这批人遍及川东各州县及湖北西北部，都是当地骨科名医及传道授业的祖师爷。万县中医院谭老医生是由万县万家坝万庆之家传出，而万家的骨科术又是源自桑赞元的《正骨心法》。

六代传人有桑薛堂（名祚烈，1879—1936）精武功，除大拇指外其余八指几乎是一样粗，一样长，曾在万县高笋塘摆过擂台。曾到西藏和藏医交流经验，手法别致，寓治疗手术于闲谈笑语之中。在万县月亮石行医多年，1873 年被军阀杀害。桑满云（祚映）在开县老家开药铺行医多年。桑祚隆行医多年，并结合自己实践写有资料多篇。桑祚庞（字敦夫，1868-1938）在开县及成都行医多年。桑祚觐（字拱北，1880）行医多年，技艺独特。

七代传人有桑海槎（桑祚隆之子），邓文梁（桑祚隆之女婿）行医六十年得桑氏骨伤科系统经验及资料，并有著述整理传世。女中佼佼者有桑贤美（桑伯萍，1913-1973，桑薛堂之女）行医多年声誉卓著，被聘为开县一煤厂厂医，开县政协委员。桑贤楣（桑敦夫之女，1892-1979）在开县东里行医多年。桑贤菊、桑贤蓉姊妹（桑满云之女）在万县三马路行医四十多年。桑贤乐（字悔安）在开县中和行医多年。

八代传人邓学钿（邓文梁之子）保存了桑氏骨伤科资料，并保存了他外公和父亲的资料及自己的记录，在开县正骨多年。桑良燕（1931—），历史学教授，青年时自学中医骨伤科，在云阳、万县正骨五十余年，搜集了桑氏骨伤科所有资料及著述，并有所创新，擅长治疗股骨颈骨折。治病从不收费，遇贫困者，则施以药物，收治病人甚多。桑铁生，从师于桑贤菊，现在开县岳溪镇正骨行医。蒋立英，师从桑伯萍行医多年。

九代传人桑晓燕（1954—）桑良燕之子，十五岁开始跟其父学习桑氏骨伤科。1978 年到北京中医研究院骨科研究所进修，1984 年到成都中医学院（现成都中医药大学）学习，至今行医40 余年。搜集了国内各家中医骨科资料，继承了桑氏传统正骨技法，药物治疗，创制了"消肿膏"。擅长治疗颈椎、腰椎疾病。为振兴桑氏骨伤科，济世活人做出了贡献。向东方（桑玲玲），系桑良燕之女，四川泸州医学院毕业，20世纪80年代曾任万县中医院及万县市中医院院长，万县政协常委。桑茂明（现在达州药监局局长），师从桑良燕在开江行医多年。桑茂生（1970-），师从桑良燕，继承并创新了桑氏正骨推拿按摩手法，并结合现代医学吸收了小针刀治疗，对颈椎间盘突出症、腰椎间盘突出症、骨性关节炎等运动系统疾病有独到疗效。先后从医于中国人民解放军军事体育运动大队，为奥运射击冠军李对红及世界冠军"军体楷模"的王恋英治病疗伤。并参加了第八届、第九届全国运动会为八一队运动员提供医疗保障，现供职于重庆市开县人民医院。桑豪（桑铁生之子），师从姑祖桑贤菊，现在开县岳溪行医。桑子翔，十二岁师从桑晓燕、学习医学、解剖学。

桑茂生

2014.9.18

桑氏正骨部分传承人简介

第一代传人

桑孝知，字是安，生卒年份不详。师承刘法斌、冉法灵道长，精中医骨科、眼科、外科，术传其子安宁。

第二代传人

桑安宁（公元 1730-1798 年），字立三。幼随父桑孝知学剑及正骨、眼、外科等技艺，尽得真传，尤以正骨术为优，娶妻严氏。清乾隆十二年（公元 1748 年）举家入川，置家开邑善字山庐家塝，以正骨术传家，著有《正骨心法》，后被土匪焚毁，未能传世。据 1990 年《开县志》记载："清末，善字山的桑氏正骨被县人誉为'桑外科'，桑安宁所著《正骨心法》一书对中医骨伤科颇有参考价值，其后辈仍操祖业。"

第三代传人

桑家和（公元 1776-1826 年），字护国，号鹿峰，娶妻张氏。与夫人张氏同时跟随桑安宁学习，尽得真传。

桑老太君（公元 1783-1841 年），名张法高，桑家和之妻。随夫桑家和从公公学习正骨，医术精湛，医德高尚，积德行善，扶危济贫，为后人敬仰，人称"水师老娘"。

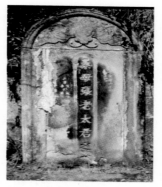

张法高墓

桑国吉（公元 1805-1864 年），字芝，号紫卿，传其父母所授正骨术，医术精湛，著手成春，求治者络绎不绝，乐善好施，活人无数，颇有贤声。著《接骨纪略规条》，后被焚毁，未能传世。

桑天埴（公元 1834-1907 年），字赞元，号保丞。自幼随父桑国吉学习正骨术，医术医德俱佳，誉满川鄂。遵父遗嘱，重著《正骨心法》两卷，传与后世。天埴是桑氏正骨术承上启下广为传承的代表。

桑祚隆，公元 1865 年生，随父桑天埴学习正骨术，技艺精湛，每遇疑难杂症，总能独辟蹊径，化险为夷，能手到病除，屡起沉疴。在《正骨心法》第三卷中收录了其多篇治案资料。

桑祚庞（1868-1938年），号敦夫，擅长中医内科及骨伤科，在开县行医多年。

桑祚烈（1879-1936年），号燮堂，善武功，曾到西藏和藏医进行交流，在万州月亮石行医多年。

桑祚觐，公元1880年生，号拱北。

桑祚映（公元1896-1961年），号蒲云，擅长正骨和外科，医术高超，经手者辄效。

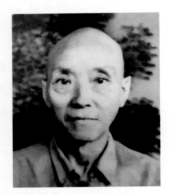

桑祚映

第七代传人

桑贤美（1913-1973年），号白萍，医术高超，独具特色，曾任开县一煤厂厂医，深受患者尊敬，声望很高，开县政协委员。重视正骨技术的传承，将家传正骨术全部传给弟子蒋立英，蒋后来成为铁桥地区正骨名医。

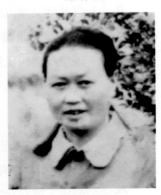

桑贤美

桑贤菊（公元1920-1997年），在万州挂牌行医四十余年，正骨技术高超，颇有名望。

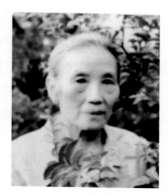

桑贤菊

桑贤蓉，中华医学会会员，万县市中医学会理事，在万县市行医40多年。

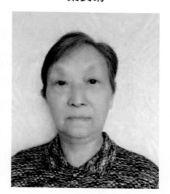

桑贤蓉

桑贤乐（公元1926-2007年），字悔案，在抗美援朝战争中任师宣传队员，荣立三等功，1955年转业后重操家传正骨术，用药独特，常在闲谈笑语间施术，患者从无痛感。

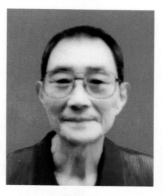

桑贤乐

第八代传人

邓文梁（公元 1884-1961 年），号梓材，随岳父桑祚隆学习正骨术，医术精湛。《正骨心法》中收录其临证经验多则。

桑贤楣（公元 1892-1979 年），在开县东里行医多年。

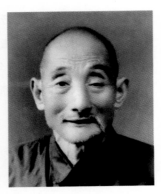

邓文梁

桑良燕，在全面继承祖传正骨术的基础上，不断吸收其他医派正骨经验，在正骨手法、用药及捆敷器具上均有创新，加快了治愈速度，提高了治愈率。

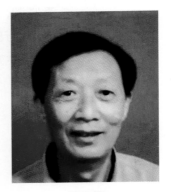

桑良燕

邓学钿（公元 1930 年 -2013 年），字梦彬，跟随父亲邓文梁和外公桑祚隆学习正骨术，《正骨心法》第三卷收录多篇治案资料。

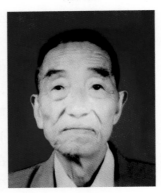

邓学钿

桑铁生，师从姑母桑贤菊，尽得其传，在开县岳溪镇行医。

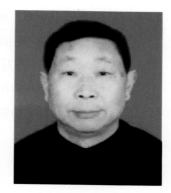

桑铁生

蒋立英，系桑贤美得意门生，以所学正骨术行医多年，口碑较佳。

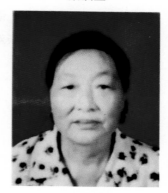

蒋立英

桑晓燕，15 岁始跟随父亲桑良燕学习正骨术。先后到北京、成都等地进修学习，广泛搜集全国各中医骨伤流派经验，不墨守成规，对家传手法、用药等有较多创新，行医四十余年，为振兴桑氏正骨做了较大贡献。

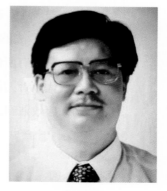

桑晓燕

桑氏正骨心法

向东方，桑良燕之女，毕业于四川泸州医学院，曾任万县中医院、万县市中医院院长，万县政协常委。

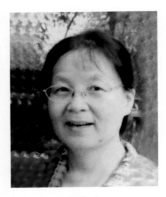

向东方

邓跃进，继承祖父邓文梁、父亲邓学钿的所有医术。

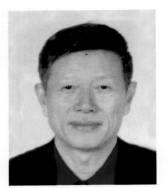

邓跃进

桑茂生，在全面继承祖传手法的基础上，对推拿等有所创新，结合现代小针刀治疗骨伤病，疗效独到。

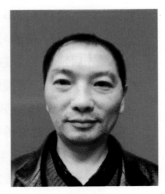

桑茂生

桑茂豪，师从桑贤菊，在岳溪镇善字山片区行医。

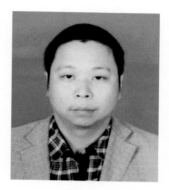

桑茂豪

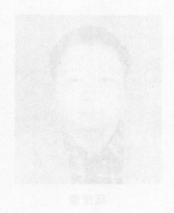